幼児・学童期からの矯正歯科治療

乳歯・混合歯列期の不正咬合と障害児への対応

幼儿期与学龄期儿童
错𬌗畸形的早期治疗

主　编　[日] 後藤　滋巳
愛知学院大学歯学部歯科矯正学講座教授

槇　宏太郎
昭和大学歯学部歯科矯正学講座教授

石川　博之
福岡歯科大学長

福田　理
愛知学院大学歯学部小児歯科学講座教授

居波　徹
いなみ矯正歯科

嘉ノ海　龍三
カノミ矯正・小児歯科クリニック

主　译　王小竞

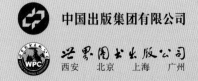

中国出版集团有限公司

世界图书出版公司
西安　北京　上海　广州

图书在版编目（CIP）数据

幼儿期与学龄期儿童错𬌗畸形的早期治疗 /（日）后藤滋巳等主编；
王小竞主译 . —西安：世界图书出版西安有限公司，2023.6
书名原文：Orthodontic treatment from childhood and school age—support
to children with malocclusion of deciduous teeth period or mixed dentition stage
and disabilities
ISBN 978-7-5232-0373-6

Ⅰ . ①幼… Ⅱ . ①后… ②王… Ⅲ . ①儿童—口腔正
畸学 Ⅳ . ① R783.5

中国国家版本馆 CIP 数据核字（2023）第 078269 号

书　　名	幼儿期与学龄期儿童错𬌗畸形的早期治疗	
	YOUERQI YU XUELINGQI ERTONG CUOHE JIXING DE ZAOQI ZHILIAO	
主　　编	［日］後藤　滋巳　　槙　宏太郎　　石川　博之	
	福田　理　　居波　徹　　嘉ノ海　龍三	
主　　译	王小竞	
责任编辑	马元怡　何志斌	
装帧设计	新纪元文化传播	
出版发行	世界图书出版西安有限公司	
地　　址	西安市雁塔区曲江新区汇新路 355 号	
邮　　编	710061	
电　　话	029-87214941　029-87233647（市场营销部）	
	029-87234767（总编室）	
网　　址	http://www.wpcxa.com	
邮　　箱	xast@wpcxa.com	
经　　销	新华书店	
印　　刷	西安金鼎包装设计制作印务有限公司	
开　　本	889mm×1194mm　1/16	
印　　张	13.25	
字　　数	360 千字	
版　　次	2023 年 6 月第 1 版	
印　　次	2023 年 6 月第 1 次印刷	
版权登记	25-2023-103	
国际书号	ISBN 978-7-5232-0373-6	
定　　价	188.00 元	

医学投稿　xastyx@163.com ‖ 029-87279745　029-87285296
☆如有印装错误，请寄回本公司更换☆

主　译　王小竞

副主译　张彩娣　杨　宽　陈宇江

译　者　（按姓氏笔画排序）

卢晓燨　张陶涛　陈　鹏

周紫椰　姜雨然　郭明珠

原著主编简历

后藤　滋巳

　　1977年　愛知学院大学歯学部卒業

　　1996年　愛知学院大学歯学部教授

槇　宏太郎

　　1984年　昭和大学歯学部卒業

　　2003年　昭和大学歯学部教授

石川　博之

　　1981年　北海道大学歯学部卒業

　　2000年　福岡歯科大学教授

　　2015年　福岡歯科大学長

福田　理

　　1974年　愛知学院大学歯学部卒業

　　2001年　愛知学院大学歯学部特殊診療科教授

　　2010年　愛知学院大学歯学部教授

居波　徹

　　1976年　愛知学院大学歯学部卒業

　　1981年　いなみ矯正歯科開業

　　　　　　（京都府宇治市）

嘉ノ海　龍三

　　1977年　大阪歯科大学卒業

　　1980年　カノミ矯正・小児歯科クリニック開業

　　　　　　（兵庫県姫路市）

原著作者

新　真紀子
昭和大学歯学部歯科矯正学講座

阿部　朗子
福岡歯科大学成長発達歯学講座矯正歯科学分野助教

石川　博之
福岡歯科大学長

石橋　淳
京都府京都市・いしばし歯科クリニック

伊集院公美子
昭和大学歯学部歯科矯正学講座

市川　雄大
昭和大学歯学部歯科矯正学講座

居波　徹
京都府宇治市・いなみ矯正歯科医院長

岩田　敏男
神奈川歯科大学口腔科学講座歯科矯正学分野講師

植木　猛士
元　福岡歯科大学成長発達歯学講座矯正歯科学分野助教

大嶋　貴子
昭和大学歯学部歯科矯正学講座（逝去）

小野　美樹
昭和大学歯学部歯科矯正学講座

嘉ノ海龍三
兵庫県姫路市・カノミ矯正・小児歯科クリニック院長

川口　美須津
愛知学院大学歯学部歯科矯正学講座講師

倉林　仁美
昭和大学歯学部歯科矯正学講座兼任講師

後藤　滋巳
愛知学院大学歯学部歯科矯正学講座教授

近藤　高正
愛知学院大学短期大学部歯科衛生学科教授

佐藤　琢麻
愛知学院大学歯学部歯科矯正学講座講師

佐藤　友紀
昭和大学歯学部歯科矯正学講座兼任講師

柴田　桃子
愛知学院大学歯学部歯科矯正学講座講師

杉浦　茉美
昭和大学歯学部歯科矯正学講座

田口　智博
昭和大学歯学部歯科矯正学講座

武井久美子
昭和大学歯学部歯科矯正学講座

竹内　陽平
昭和大学歯学部歯科矯正学講座

田邊　怜
昭和大学歯学部歯科矯正学講座

田渕　雅子
愛知学院大学歯学部歯科矯正学講座准教授

丹澤　豪
昭和大学歯学部歯科矯正学講座

友安　洋子
昭和大学歯学部歯科矯正学講座

中納　治久
昭和大学歯学部歯科矯正学講座准教授

中野　裕子
京都府宇治市・いなみ矯正歯科

成冨　雅則
元　福岡歯科大学成長発達歯学講座矯正歯科学分野助教

名和　弘幸
愛知学院大学歯学部小児歯科学講座障害者歯科特殊診療
科教授

長谷川　綾
元　福岡歯科大学成長発達歯学講座矯正歯科学分野助教

秦　雄一郎
元　福岡歯科大学成長発達歯学講座矯正歯科学分野講師

福田　理
愛知学院大学歯学部小児歯科学講座教授

藤川　泰成
昭和大学歯学部歯科矯正学講座

不破　祐司
元　愛知学院大学歯学部歯科矯正学講座講師

槇　宏太郎
昭和大学歯学部歯科矯正学講座教授

丸山　瞳
兵庫県姫路市・カノミ矯正・小児歯科クリニック

宮澤　健
愛知学院大学歯学部歯科矯正学講座成人矯正歯科特殊診
療科教授

吉田　智治
元　福岡歯科大学成長発達歯学講座矯正歯科学分野助教

随着我国人民生活质量的逐步提高以及爱牙意识的不断增强，儿童早期口腔错殆畸形的矫治需求也愈加迫切。乳牙列期及替牙列期不仅是儿童颅颌面发育的重要时期，也是儿童错殆畸形早期矫治的黄金时期。儿童口腔医生作为儿童口腔健康的守卫者，往往是临床诊疗中发现和研判儿童咬合发育异常的"吹哨人"。

《幼儿期与学龄期儿童错殆畸形的早期矫治》的作者後藤滋巳教授在儿童口腔矫正领域耕耘多年，拥有严谨的治学态度以及丰富的临床诊疗经验。本书凝聚了其团队数年儿童早期矫正临床病例的成果，囊括了不同类型的咬合发育异常，将诊断过程、治疗方案以及治疗效果清晰明了地呈现出来，以帮助读者获得更加明确的循证经验。本书非常适合儿童口腔医生以及正畸初学者学习。更难能可贵的是，後藤教授曾多次访问我校，并为我科培养多名年轻医生。

王小竞教授作为国内儿童口腔医学领域从事早期矫治的专家，曾作为笹川奖学金研究学者两次留学日本，并担任日本东京齿科大学客座教授，在日语方面有着极深的造诣，是不可多得的儿童口腔医学领域的日语专家。王小竞教授长期从事儿童咬合诱导临床工作，同时编写了国内本科生儿童口腔医学规划教材《咬合诱导》的相关章节。在对本书原版著作内容尊重和理解的基础上，王小竞教授带领团队用符合国内规范的口腔专科语言向读者呈现书中的内容，同时对较难理解的术语进行详尽阐释，以便读者能够更加流畅地阅读本书。

本书可以帮助儿童口腔医生、正畸医生以及希望从事儿童早期矫正的全科医生了解早期矫治基础知识和正确的治疗技术，为每个患者考虑个体化的治疗方案，从而为儿童提供最大帮助。

2023 年 5 月

译者序

　　乳牙列及混合牙列期是儿童生长发育的旺盛时期。在此时期，儿童不仅会经历牙齿替换及颌骨发育，同时也是心智发育的重要时期，而咬合发育异常也往往开始于这个时期。咬合发育异常与多种因素相关，包括先天的发育异常以及牙齿相关疾病或口腔不良习惯等。对于乳牙列及混合牙列期出现的咬合发育异常需及时纠正，一方面有助于引导乳牙列顺利替换为恒牙列，避免出现严重错𬌗畸形，降低成年后正畸治疗难度；另一方面有助于促进儿童身心健康的发展。儿童是一个处于动态发育成长的群体，我们不能简单将其视作"小大人"去治疗，需要从儿童的生长发育和颅颌面特点出发，全面考量多方面因素，从而设计合理的治疗方案。

　　《幼儿期与学龄期儿童错𬌗畸形的早期矫治》是爱知学院大学齿科矫正学教授後藤滋巳教授及其团队结合自身多年的临床经验及研究成果所著。该书为儿童常见的错𬌗畸形提供了详尽的诊疗方案，包括正畸治疗的准备、具体流程，并通过不同类型的临床病例将治疗中的细节一一呈现出来。全书语言流畅易懂，易于学习和记忆，能够为广大儿童口腔医生、正畸医生以及全科医生提供参考。

　　本书的翻译由空军军医大学第三附属医院的多位年轻学者与医生共同完成。为保证翻译质量，空军军医大学第三附属医院解剖生理教研室的老师为我们提供了帮助，我们也进行了反复修改和多次校对。尽管如此，不足之处在所难免，在此真诚恳请广大同仁给予批评指正。衷心盼望此书能为广大口腔医生、学生提供指导和帮助。让我们携手共进，共同为儿童口腔事业美好的明天努力奋斗！

2023 年 5 月

　　早期矫治可以治疗错殆畸形引起的口腔功能异常、颜面部美观及心理等方面的问题，因此得到了社会越来越广泛的关注。此外，如果在进行常规口腔治疗时结合正畸学理念，可提高治疗效果。这一观点也得到业界认可，进而提高了业界对早期矫治的关注度，因此积极学习早期矫治技术的口腔医生也日益增多。

　　幼儿期、学龄期（乳牙列期、混合牙列期）是儿童生长发育最旺盛的时期，会有牙齿的替换，颌骨大小、前后和垂直高度的变化，这一时期也是咬合关系容易发生变化的时期。及时治疗这个时期发生的早期错殆畸形，对于预防复杂错殆畸形的发生、提高非拔牙矫正治疗成功率、建立恒牙列正常咬合关系具有重要意义。

　　患儿及其监护人在这个时期开始意识到牙齿排列的问题，并且希望向牙科医生咨询以寻求合适的治疗时机及措施。需要特别注意的是，由于治疗是在生长发育过程中进行，因此即使是同一类型的错殆畸形，也与恒牙列期和成年期的治疗方式不同。此外，近年来对于残障儿童错殆畸形进行治疗的需求也在增加。而对于残障儿童而言，应根据其残障程度制订治疗计划，其治疗方法与健康儿童可能不同。

　　本书介绍了正常儿童乳牙列期、混合牙列期以及残障儿童各类错殆畸形治疗所需要掌握的基础知识、诊断、治疗方针及治疗方案，并通过具体病例进行讲解说明，重点介绍了在正畸治疗过程中，适合临床应用的治疗流程，并展示了所有临床治疗过程。需要特别关注从乳牙列期、混合牙列期到恒牙列期正畸治疗的序列治疗流程。此外，正畸治疗与矫治装置的选择密切相关，矫治装置的美观性也很重要。

　　本书可供年轻的正畸专科医生及积极学习早期矫治的儿童口腔医生和全科口腔科医生阅读学习。若本书能成为早期矫治临床实践中实用的参考书，我们将感到非常荣幸。

後藤滋巳

2012 年 2 月

常用术语

1st Molar	第一磨牙
1st premolar	第一前磨牙
2st premolar	第二前磨牙
Adults	成人
A–B plane [①]	上下牙槽座角，上牙槽座点 – 下牙槽座点平面
ANB	NA 连线和 NB 连线相交所成的角
Angular Analysis	角度分析
Available	现有长度
Canine	尖牙
Central incisor	中切牙
Convexity	颌凸角
Difference	差值
Facial angle	面角
Facial plane	面平面
Female	女性
F–H plane	眼耳平面
FH to SN	眼耳平面 – 前颅底平面角
Gonial angle	下颌角
Interincisal	上下中切牙角
L–1（A）to Mandibular	下中切牙（乳中切牙） – 下颌平面角
Lateral incisor	侧切牙
Male	男性
Mandibular arch	下颌牙弓
Mandibular plane	下颌平面
Maxillary arch	上颌牙弓
Mesio – Distal Diameter of permanent teeth	恒牙近远中面直径
Occlusal plane	𬌗平面角，𬌗平面
Palatal plane	腭平面
Patient	患者
Ramus inclination（FH）[②]	下颌支后缘倾斜角（下颌支平面 – 眼耳平面角）
Ramus inclination（SN）	下颌支后缘倾斜角（下颌支平面 – 前颅底平面角）
Ramus plane	下颌支平面
Required	应有长度
ROENTGEN CEPHALOMETRIC ANALYSIS	头影测量分析
S–N plane	前颅底平面
SNA	SN 平面与 NA 连线相交所成的角
SNB	连接 SN 平面与 NB 连线相交所成的角
SNP	SN 平面与面平面相交所成的角
Standard by Iizuka	Iizuka 标准
Standard by Ono	Ono 标准
Standard by Ootsubo	大坪标准
U–1（A）to FH plane	上颌恒中切牙（乳中切牙） – 眼耳平面角
U–1（A）to SN plane	上颌恒中切牙（乳中切牙） – 前颅底平面角
Y–axis（SN）	Y 轴角（Y 轴 – 前颅底平面角）

译者注：①在原文中 A–B plane 即表示不同的测量指标，读者需根据上下文判断
②Ramus inclination 指下颌支平面与眼耳平面（FH）或前颅底平面（SN）所成角

目 录

本书编写时，对第1章、第2章和第3章所示病例，在《混合牙列期的矫正治疗》（医齿药出版刊，2002年10月10日第1版第1次发行）一书刊登的内容中进行了注释和修改，内容的异同之处请参照原著。

扩弓和埋伏牙牵引（34~37页）

上颌侧切牙唇侧移动改善拥挤（54~57页）

破除口腔不良习惯改善开𬌗（70~73页）

促进下颌生长发育改善上颌前突（102~105页）

促进下颌生长发育改善上颌前突（106~109页）

第 1 章

幼儿期、学龄期（乳牙列期、混合牙列期）的矫正治疗

◾ 概　述

随着固定矫治概念的变化和正畸器材的快速发展，近年来早期矫治技术及治疗方法有了显著的提高。在牙科临床实践中，从早期矫治角度所取得的临床疗效也获得广泛认知。因此，临床工作中需要早期矫治的病例也较前明显增加。

在全科口腔医生从事临床工作的过程中，医生学习早期矫治的目标以及是否能接受临床早期矫治的态度都各不相同。通过对早期矫治的进一步学习，某些全科口腔医生希望能具备与正畸专科医生同等水平的技术来从事临床治疗，但口腔知识涉及过广，医生们很难掌握所有领域的知识。通过学习修复治疗、牙体治疗和口腔外科治疗的基本知识，医生们具备了牙周治疗、儿童牙科治疗和正畸治疗等领域的知识和技术，并且将其应用于临床。即便如此，如果要将早期矫治列入日常临床治疗，医生仍需要付出相当的努力，掌握相关知识与技术。

◾ 幼儿期、学龄期（乳牙列期、混合牙列期）的错𬌗畸形

错𬌗畸形包括上颌前突、下颌前突、拥挤、开𬌗、深覆𬌗和反𬌗等几大类。根据不同的生长发育阶段，上颌前突可以分为乳牙列期上颌前突、混合牙列期上颌前突和恒牙列期上颌前突。该分类的依据是，即使对于同一类别的错𬌗畸形，随着幼儿年龄的增长，由颅颌面部及牙列发育带来的变化也存在着诸多差异。

乳牙列期是指乳牙列的建立；混合牙列期是从前牙替换或第一恒磨牙萌出，而后直到侧方牙群被恒牙替换完成的时期，这也是"意识"到"错𬌗畸形"的时期。这个时期的表现是：包括父母在内的监护人预防错𬌗畸形的意识提高和积极进行自主口腔检查，同时监护人与口腔医生交流最多。

乳牙列期、混合牙列期最具特征性的表现是身体及颅颌面部生长发育旺盛。男女性别差异最早出现于混合牙列期，这一时期不仅身体发育变化明显，也是心理发育的重要时期。

针对乳牙列期、混合牙列期的错𬌗畸形，要以纠正上下颌骨的不协调，向恒牙列期顺利过渡为目标进行咬合诱导。这个时期的治疗很难彻底解决颅颌面部与牙列之间协调关系的问题，其主要原因是颅颌面及牙齿在不断调整变化，牙齿、颌骨大小及位置也因人而异。对于个别牙的扭转、移位、位置异常及上下颌骨不协调等，在恒牙萌出后剩余的治疗仍能进行。在乳牙列期、混合牙列期通过调节上下颌骨关系和扩大牙弓等适当的治疗措施，不仅可以促进恒牙列期的治疗顺利进行，还可以提高非拔牙矫治的概率。乳牙列期、混合牙列期错𬌗畸形的治疗策略不仅贯穿于乳牙列期、混合牙列期，在恒牙列期治疗流程中也有着不可或缺的地位。

◾ 幼儿期、学龄期（乳牙列期、混合牙列期）的早期矫治

在关于早期矫治阶段的讨论中，除了乳牙列期、混合牙列期、恒牙列期的治疗之外，还包括成人期的治疗，也有学者认为可以将其分为Ⅰ期治疗（第一次治疗）、Ⅱ期治疗（第二次治疗）。错𬌗畸形的病因可以以牙性因素为主，或以骨性因素为主，或两者兼有。无论是哪方面的原因，在被诊断为错𬌗畸形时，都要采取最好的方法来处理。

针对以牙性因素为主的错𬌗畸形，治疗要以预防错𬌗畸形状态复杂化并防止其转变为以骨性因素为主的错𬌗畸形为目的。对于以骨性因素为主的错𬌗畸形要尽早治疗，从而改善骨性不调，协调骨骼的发育，建立并且维持相应的咬合。这个治疗即为Ⅰ期治疗。乳牙列期、混合牙

列期的早期矫治等即为此期的治疗。

如前所述，并非所有的错𬌗畸形都能通过早期治疗彻底解决，例如伴随着恒牙萌出而出现的牙列拥挤等错𬌗畸形。正畸治疗是指从某个时期开始，以是否需要拔牙和拔牙部位牙齿移动等内容为中心的治疗。Ⅱ期治疗是在Ⅰ期治疗所取得的效果的基础上，进行上下颌牙列的最终调整，从而确立相应的咬合关系。

Ⅰ期治疗是预防错𬌗畸形或防止错𬌗畸形复杂化的阻断措施，同时也是为了使Ⅱ期治疗顺利进行预先采取的治疗措施。因此，Ⅰ、Ⅱ期治疗是一个连贯的过程。

早期矫治的最终目标是以颌骨为中心，在骨骼及其相关功能的生长发育时期进行干预，最终在恒牙列中建立既能满足形态又可以满足审美，同时具有功能的稳定咬合关系。

幼儿期、学龄期（乳牙列期、混合牙列期）患者的社会背景

乳牙列期、混合牙列期早期矫治的患儿常为幼儿及小学生，他们已进入学校和早期学习阶段，常处于忙碌的生活环境中。对于小学生而言，处理好与学校的小朋友及老师的人际关系也很重要。因而，进行早期矫治的患儿，常处于较大身心压力下，这也是社会背景中很重要的一点。

早期矫治通常需要每月复诊 1 次，或者每 2 个月复诊 1 次，这是治疗阶段的平均复诊频率。在这一时期的保持治疗，患儿多数情况下是每 2~3 月复诊一次。最终治疗后的保持阶段，复诊间隔将逐渐变长，从每 2 个月 1 次到每 3 个月 1 次，最终为每 6 个月 1 次。就诊患儿的心理负担主要集中在治疗期间，如果仅是几个月去一次医院是比较容易接受的，但如果以年为单位进行治疗，患儿通常认为这是一个非常长的治疗过程，常需要为了早期矫治而迟到或早退，这与发烧不同，孩子身体状况并没有问题，所以经常有患儿担心老师和朋友会不会用异样的眼光看待自己。因此，开具诊断书或者医院证明书，尽可能消除他们的精神负担是很重要的。

患者的配合

早期矫治要求患者本人对治疗的理解和合作程度很高。

佩戴矫治装置时多有异物感，而与佩戴矫治器及辅助装置相比，口腔清洁更为重要，必须作为日常行为进行。患儿如果不能正确使用矫治和辅助装置，治疗将无法顺利进行，不仅造成治疗周期延长，而且无法达到理想的治疗效果。另外，如果患儿不能充分地进行口腔清洁，就会诱发牙齿发生白垩斑和龋病，甚至会因继发严重的龋病，最终不得不中断早期矫治。

综上所述，早期矫治需要患者积极的合作。这并不是说患者只要定期去医院复诊，在椅位上配合治疗就能取得良好的治疗结果。患者和术者（口腔医生）必须一起面对错𬌗畸形。术者应当为患者提出正确的治疗目标和方案，选择正确的矫治装置，讲解使用目的、使用方法及注意事项，同时患者要有矫治错𬌗畸形的决心及努力配合完成治疗的自觉性。口腔医生绝不应该将成功的治疗效果全部归功于自己，错𬌗畸形治疗的胜利是患者和医生共同努力的结果。

早期矫治只有在得到患者充分理解和协助的前提下才能取得良好的治疗效果。即使医生认为此病例最佳方案的方式是早期治疗，也最好等到患者充分认识到该治疗措施的必要性之后再开始。如果患者是低年龄的孩子，就需要花时间让他理解，所以对待此类患者要有耐心，并且使用通俗易懂的语言进行说明。家长应充分理解治疗中所使用的矫治器与治疗的内容，还包

括患儿是否能正确佩戴矫治器，是否进行了口腔清洁，是否有疼痛或受伤。在治疗阶段，家长应适当地配合医生，养成日常检查患儿口腔的习惯。

◆ 矫治器

矫治器分为机械性矫治器和功能性矫治器。利用金属丝、线圈、橡皮筋、螺旋器等提供的力作为矫正力的装置称为机械性矫治器；利用口腔周围肌功能力作为矫正力的装置称为功能性矫治器。

除此之外，矫治器还分为可由患者自行拆卸的可摘式矫治器，患者无法拆卸的固定式矫治器，以及其他内固定装置，如颌内固定装置、颌间固定装置、颌外固定装置，这些均是由固定部位进行分类的。

矫治器要根据适应证和适应期进行选择。理想的矫治器的形态是既简单又方便制作，但越是形态简单的矫治器，就越需要精细的操作和高超的治疗技术，除了适应证之外，这两点也是选择矫治装置的重要依据。

[机械性矫治器]

多功能装置、舌弓、上颌前方牵引器、颏兜、头帽、快速扩弓器、四眼簧扩弓器、双螺旋扩弓器、钟摆式矫治器、摇椅弓、斜面导板、腭弓、保持器等。

[功能性矫治器]

肌激动器，双殆垫矫治器，法兰克尔矫治器（Frankel 矫治器），B、J 钩（B.J.A），横腭杆，Herbst 装置，咬合斜面板等。

（後藤滋巳）

第2章

幼儿期、学龄期（乳牙列期、混合牙列期）矫正治疗流程

■ 初 诊

早期矫治通常是以错殆畸形为主诉来院就诊的。对于乳牙列期及混合牙列期的错殆畸形，通常不单单是患者本人诉求，父母、祖父母等近亲也更加在意，特别是以乳牙列期的错殆畸形更为多见。"上门牙空出了""下巴长得向前了""从旁边长出牙齿""从舌侧长出了牙齿""牙齿太大了没有间隙""门牙之间有间隙""下巴长弯了""在学校检查中说有错殆畸形"，以上述为主诉来院就诊的情况很多。

早期矫治没有必要在初诊当天就进行处理。初诊时，首先检查口内情况，让患者说明与主诉相关的主要原因和症状。接下来，医生需要对治疗方法、治疗目标、治疗时间，以及进一步检查费用与矫正费用等进行概要说明。这就是所谓的"牙科咨询"。需要强调的是，为了让患者及其监护人都能充分理解病情，医生在讲解时不要使用专业术语，而应尽量使用浅显易懂的语言。

在理解了以上说明的基础上，进入到下一个阶段：收集诊断所需的资料（精细检查）。

■ 诊断资料的收集（精细检查）

此阶段医生应进行问诊、视诊、触诊、听诊等检查。

检查项目包括：主诉、症状、现病史、既往史、家族史、颜面检查（正面观、侧面观）、口腔检查（咬合关系、系带附着位置、舌大小等软组织状况），有无吐舌习惯及异常吞咽习惯，确认下颌的运动功能和与之相关的关节部位情况。

通常，在初诊时主要记录颜面和口腔检查结果。另外，为了日后再次确认，在拍摄照片的同时，需制作记存模型。该口腔模型在进行形态测量（模型分析）时也会使用。因为早期矫治过程中会伴随牙齿和颌骨移动变化，所以初诊时口腔模型记录显得尤为重要。

口腔模型的检查包括对牙齿、牙槽基底部、牙弓大小进行测量和分析。此外，还应对头部正位、侧位 X 线片进行测量和分析。根据病例需求，可加拍全景 X 线片、根尖片、关节片。必要时，通过 MRI 和 CT 对牙齿及周围组织、颞下颌关节部的图像进行检查，也可配合下颌功能检查器检查下颌功能。

在采集资料的同时，需要重新确认患者初诊时所作的说明，确认患者及监护人是否理解此前的说明。另外，医生还应向患者及其监护人充分说明获取病例资料的目的。

■ 资料的分析

● 颜面软组织的评估

Angle 认为美丽且和谐的面容是矫正的重要目标之一，并提倡面部软组织形态和谐的重要性。现如今，进行软组织评价的各种基准面（线）和理想值，常作为明确正畸治疗诊断和制订治疗计划、设定治疗目标与评价治疗效果的基础。

面部软组织的评价主要是通过头部 X 线片分析得出的。在对面部软组织进行评价时，下颌和上下嘴唇的位置即下面部的形态是针对非外科矫正的正畸治疗中重要的一部分。

以下为矫正治疗中用于明确诊断、治疗目标，具有代表性的评价指标。

审美 E 线（Esthetic line:E-line，图 2-1）

H 线（Holdaway line:H-line，图 2-2）

S 线（Steiner line，图 2-3）

鼻唇角（Nasolabial angle）（图 2-4）

颅颌面部的生长不能简单理解为孩子的脸长成为大人的脸。颅颌面部发育的预测以及生长规律的掌握对于矫正治疗的成功至关重要。

● 面部骨骼的评价

面部骨骼的评价通常使用一定规格要求下拍摄的头颅定位侧位片。针对头颅定位侧位片的分析方法很多。现在临床上通用的头影测量分析法是 Downs 法和 Northwestern 法等。应用这

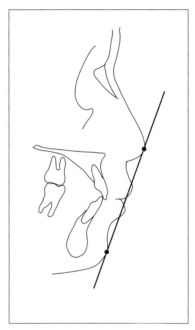

图 2-1　审美 E 线

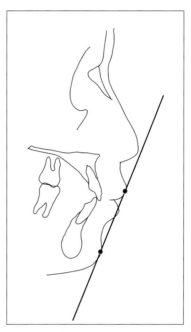

图 2-2　H 线

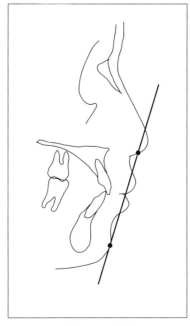

图 2-3　S 线

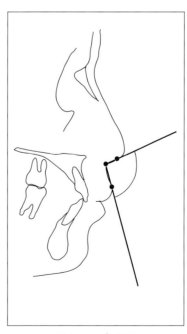

图 2-4　鼻唇角

些分析方法，可以将测量值与正常值进行比较来判断错𬌗畸形的骨骼因素。这里主要介绍测量平面（图 2-5）、Downs 法（图 2-6）以及 Northwestern 法（图 2-7）中代表性的测量项目。

[Donws 法]

（1）面角（Facial angle）：眼耳平面与面平面相交的下后角。

此角用于判断下颌的突缩程度，此角越大则表示下颌越前突，反之则表示下颌越后缩。

（2）颌凸角（Convexity）：连接鼻根点（N 点）和上牙槽座点（A 点）的直线和连接 A 点和颏前点（Pog 点）的直线所成的角。

此角用于判断上颌部相对于整个面部的关系。此角越大表示上颌相对突度越大，反之表示上颌相对后缩。当 Pog–A 延长线在 N–A 前方时，此角为正值；反之为负。

（3）上下牙槽座角（A–B plane）：A–B 平面与面平面相交所成的角。

此角用于判断上下牙槽基骨间的位置关系。A–B 平面在面平面之前形成负值角。反之在面平面之后形成正值角。

（4）下颌平面角（Mandibular plane）：下颌平面与眼耳平面相交所成的角。

此角用于判断下颌平面的陡度及面部的高度。Tweed 分析法认为若该角度增大，则正畸治疗的预后不佳。

（5）Y 轴角（Y–axis）：Y 轴与眼耳平面相交所成的角。

此角用于判断下颌骨向前及向下的发育程度。一般下颌突度越小，下颌远中错𬌗的可能性越大。

（6）U–1–FH（相对于眼耳平面的上颌中切牙牙长轴倾斜角）：眼耳平面与上颌中切牙牙长轴相交所成的角。

（7）L–1–MP（相对于下颌平面的下颌中切牙牙长轴倾斜角）：下颌平面与下颌中切牙牙长轴相交所成的角。

（8）U–1–L–1（上下颌中切牙牙长轴的交角）：上下颌中切牙切缘与根尖连线形成的长轴（牙长轴）的交角。

（9）FMIA：眼耳平面与下颌中切牙牙长轴的交角。

[Northwestern 法]

（1）SNP 角：前颅底平面与面平面相交所成的角。

判定下颌相对于颅底的前后位置关系。

（2）SNA 角：前颅底平面与鼻根点 – 上牙槽座点连线相交所成的角。

判定上牙槽基骨相对于颅底的前后位置关系。

（3）SNB 角：前颅底平面与鼻根点 – 下牙槽座点连线相交所成的角。

判定下牙槽基骨相对于颅底的前后位置关系。

（4）ANB 角（SNA 角与 SNB 角之差）：鼻根点 – 上牙槽座点连线和鼻根点 – 下牙槽座点连线相交所得的角。

根据 SNA 角和 SNB 角的差值来判定上下颌骨的相对前后位置关系。

（5）下颌角（Gonial angle）：下颌支平面和下颌平面相交所成的角。

判定下颌角的大小。

（6）下颌支后缘倾斜角（Ramusinclination）：下颌支平面和前颅底平面相交所成的角。

判定下颌支后缘相对前颅底平面的倾斜度。

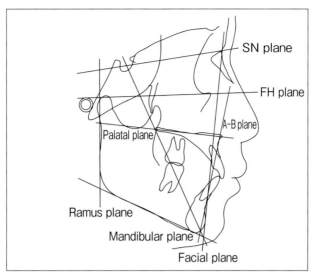

图 2-5　头颅定位侧位片主要的测量平面

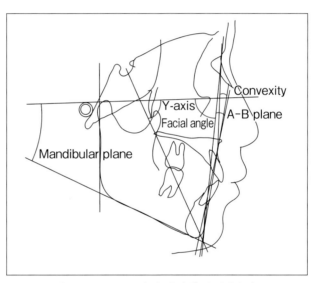

图 2-6　Downs 法主要的骨骼测量指标

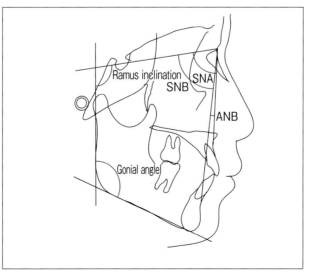

图 2-7　Northwestern 法主要的骨骼测量指标

● 牙列检查

牙列检查可通过口内照片及口腔模型进行，口腔模型可将患者口腔内情况以原尺寸再现，使医生可以从舌侧、远中侧以及所有角度进行观察。

[模型检查]

牙弓形态

牙齿数目，每颗牙齿的位置及形态异常

牙齿替换情况

咬合面与磨耗状态

上下牙列咬合关系

正中𬌗时上下颌牙列中线及关系

腭部深度，舌系带、颊、唇系带的附着状态

[模型分析]

A. 模型测量

a. 测量项目（用卡尺、大坪式模型测量器等测量）。

（1）恒牙大小。

（2）牙弓长度：以左右第一恒磨牙远中接触点连线为底线，测量左右中切牙近中接触点向底线所作的垂线长度（图2-8）。

（3）牙槽基底弓长度：以左右第一恒磨牙远中接触点连线为底线，测量左右中切牙根尖部向底线所做的垂线长度（图2-9）。

（4）牙弓宽度：测量左右第一前磨牙颊侧牙尖间宽度（图2-8）。

（5）牙槽基底弓宽度：测量左右第一前磨牙根尖部间宽度（图2-9）。

b. 评价方法：将测量值与标准值相比较判定其大小。

B. 牙弓与牙槽基底弓大小协调性测量（牙列拥挤度测量）

a. 测量项目与方法

（1）牙弓现有长度（available arch length）。

前牙区：测量左右中切牙近中接触点至左右侧切牙远中接触点或左右尖牙近中接触点的距离。

侧方牙群区：测量左右侧切牙远中接触点或左右尖牙近中接触点至左右第一恒磨牙近中接触点的距离。

*前牙区明显拥挤时，侧切牙远中接触点和尖牙近中接触点都有可能不在所设想的现有牙弓上。这时应不拘泥于接触点的位置，测量侧切牙–尖牙之间重复性高的点即可（图2-10）。

（2）牙弓应有长度（required arch length）

指前牙区、侧方牙群区牙冠宽度直径的总和。通常将左侧的牙齿测量后所得数值乘以2即为总长度，但如果左右侧牙齿大小存在差异，则两侧均需测量。

由于混合牙列期侧方牙群尚未萌出，故可用已测得的前牙区牙冠宽度总和，利用回归方程式预测出侧方牙群的牙冠宽度总和（图2-11）。

b. 评价方法

牙弓现有长度减去牙弓应有长度，得到的数值就是拥挤度。在该值为负值的情况下，需要获得该数值绝对值所需的间隙。

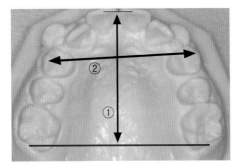

图 2-8　牙弓长度、宽度测量方法
①牙弓长度：用游标卡尺和大坪式模型测量器，测量从左右切牙近中接触点到左右第一恒磨牙远中接触点连线的垂直距离
②牙弓宽度：用游标卡尺测量左右第一前磨牙颊侧牙尖顶间的距离

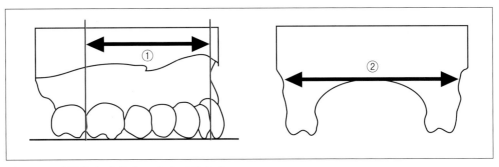

图 2-9　牙槽基底弓长度、宽度测量方法
①牙槽基底弓长度：用大坪式模型测量器，测量左右中切牙根尖部的位置与左右第一恒磨牙远中接触点连线的垂直距离
②牙槽基底弓宽度：用游标卡尺测量左右第一前磨牙根尖部间的距离

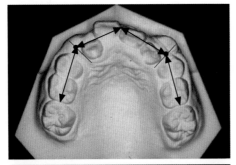

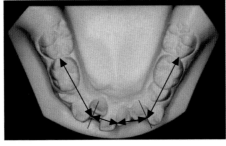

图 2-10　前牙区存在明显拥挤时，测量牙弓现有长度时不必拘泥于接触点的位置，测量侧切牙 - 尖牙之间重复性高的点即可。在这种情况下，上颌从左右中切牙近中接触点开始，通过左右侧切牙远中唇侧面附近的牙槽嵴顶点，到达第一磨牙近中接触点所形成的牙弓进行测量。下颌则从左右中切牙近中接触点通过左右尖牙近中接触点，到达第一磨牙近中接触点所形成的牙弓进行测量

男性	上颌：$Y=0.389 \times X_1+10.28$	下颌　$Y=0.523 \times X_2+9.73$
女性	上颌：$Y=0.421 \times X_1+9.03$	下颌　$Y=0.548 \times X_2+8.52$

Y：预测侧方牙群牙冠宽度总和

X_1：上颌 4 颗恒切牙牙冠宽度总和

X_2：下颌 4 颗恒切牙牙冠宽度总和

图 2-11　小野回归方程
由于混合牙列期侧方恒牙牙群尚未萌出，所以可测量出四颗恒切牙牙冠宽度总和，利用回归方程式预测出单侧侧方牙群牙冠宽度的总和

● 口腔软组织评价

口腔软组织包括牙龈、嘴唇、系带、颊、扁桃体、口腔黏膜、舌等，这些软组织状态可能与错殆畸形有关，临床检查时要仔细观察，包括大小、形状、硬度、位置、颜色、动度等（图2-12~图2-17）。

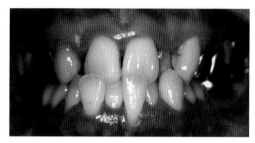

图2-12　牙颈部牙龈退缩
⌐牙颈部牙龈萎缩

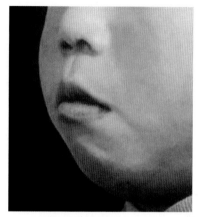

图2-13　颏肌紧张

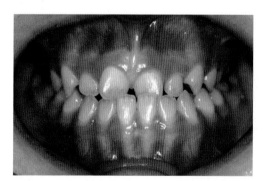

图2-14　上唇系带附丽过低致中切牙间间隙

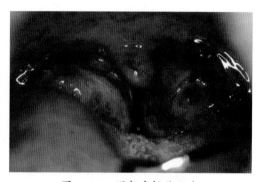

图2-15　腭部扁桃体肥大

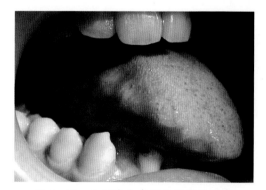

图2-16　舌侧缘存在侧方牙齿的压痕

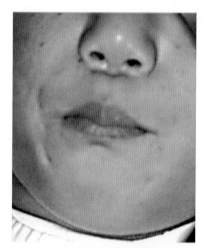

图2-17　异常吞咽习惯导致口腔周围肌紧张

● 下颌位及口腔功能的评价

口腔功能包括咀嚼、吞咽、发音等，这些功能的实现依靠骨骼、肌肉、神经系统的协调运动。而在这些运动过程中，下颌的活动及其位置的保持很重要。

【下颌位】

最具代表性的颌位是指正中关系位，此时髁突处于关节窝的前、上位置，并通过关节盘中带（关节盘最薄部分）紧抵关节结节后斜面。下颌在正中关系位可以作铰链开闭口运动，该范围称作正中关系范围。

一般认为牙尖交错位不应位于比正中关系位靠后或靠侧方的位置，因此，对牙尖交错位和正中关系位的移位检测是必不可少的，一般使用安装在殆架上的仪器进行移位检测（图2-18）。

【下颌运动】

下颌运动是指上颌骨与下颌骨的相对运动，通常是指下颌骨对上颌骨及包括颅骨在内的运动，这种运动形式即下颌运动。

通常将下颌左右中切牙的近中切角的中点定义为切牙点，切牙点的运动路径通过切点描记的方式记录（图2-19），可表现为MKG的运动轨迹，光电传感器显示下颌运动轨迹（图2-20）。

评价下颌运动时肌肉状态的方法有肌电图，若肌肉存在器质性异常或功能障碍，肌电图会出现异常。伴随着下颌功能运动的肌肉有颞肌、咬肌、翼外肌、舌肌、口轮匝肌等肌肉，肌肉各司其职，协同发挥作用。

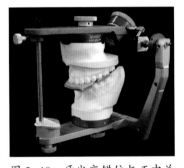

图 2-18　牙尖交错位与正中关系位偏移检测
将 SAM 殆架的上颌模型安装在下颌位诊断仪（MPI）上，牙尖交错位和正中关系位偏移，沿着 Y、Z 轴方向进行定量测定

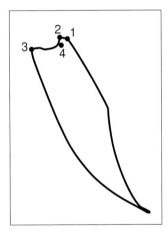

图 2-19　切点描记法
显示正中矢状面内切牙点的极限运动路径。
另外还有立体切牙点的极限运动图形
1. 正中关系位（近年来，其定义发生了变化，有牙殆时，正中关系位就是后退接触位）
2. 牙尖交错位
3. 最大前伸位
4. 下颌姿势位

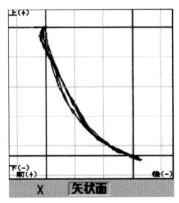

图 2-20　通过光电传感器式下颌运动轨迹记录仪得到的切牙点在矢状面内的运动轨迹
在闭口时（蓝色轨迹）末端可以看到下颌被诱导向后方运动

13

诊断及确定治疗方案、方法

根据分析结果及病因的推测，对错𬌗畸形类型进行诊断。根据诊断，推测颅面部未来的变化，从而设定治疗目标及治疗方案。之后，对于直接造成错𬌗畸形的持续性原因（如口腔不良习惯等）也可采用排除法进行讨论，选择使用最有效的治疗方法及合适的矫治装置以达到治疗目标。与此同时，整个治疗过程的所需费用也基本确定。

乳牙列期、混合牙列期是颅颌面部生长发育最为旺盛的时期，因此制订治疗方案要经过充分考虑，应对后期生长变化进行预测。矫正治疗过程包括 I 期治疗、II 期治疗，I 期治疗的目的是将后续治疗顺利转移到正畸治疗中，以预防性、抑制性、局部性为准的治疗方法进行治疗。乳牙列期、混合牙列期的早期矫治很难解决所有的问题，从这个时期开始的治疗，需依据生长发育中颌骨及牙列的变化、牙齿的大小、牙槽骨的大小等条件进行，并要考虑恒牙列发育完成后的咬合状态。

诊断内容的说明（知情同意权）

医生应向患者充分说明诊断及治疗目标、治疗方案和方法，以及治疗所需费用。为了使患者正确理解，医生应花费时间并采用通俗易懂的解释方式，向患者充分说明为了达成治疗目标所采取的治疗方案、方法，以及采用此方法所产生的损失和风险。

在解释说明时，再次确认患者的期望值是很必要的，在充分听取患者的期望后，再获得患者的理解和对治疗方案、方法的认同。

患者若为乳牙列期、混合牙列期的儿童，不仅要得到监护人的同意，还要向患者本人进行说明以得到其充分理解和认同。因为接受治疗的不是监护人，而是孩子本人。

为了顺利进行说明和同意（知情同意权），最好事先准备好文件，下一页显示的是我们使用的矫正治疗同意书的一部分，仅供参考。

口腔清洁指导

在得到患者及其监护人对治疗内容、时间与费用等充分了解并同意后，即可开始早期矫治。但是，由于早期矫治时会在口腔内使用有异物感的装置，因此在患者还没有完全养成正确的口腔清洁习惯时开始治疗，往往会因其无法合理使用装置而导致治疗效率低下，甚至引起龋齿、牙周炎等严重后果。因此，在开始实际治疗之前，需要花时间进行充分的口腔清洁指导，使患者能养成正确的口腔清洁习惯。早期矫治也具有预防的意义，可抑制尚未发生的牙科疾病，借助早期矫治指导患者掌握必备的口腔清洁习惯。笔者希望将此作为口腔卫生概念彻底化的第一个实质性构想。

关于早期矫治开始的知情同意书

1. 关于复诊和装置使用

矫正治疗是一个长期的过程，期间患者需要每隔 3~4 周来医院一次。此外，根据治疗的具体内容，医生需协助患者使用和拆卸矫治器。如果患者不遵循医嘱，疗程不但会延长，并且会影响治疗结果，故请您务必依据医嘱进行治疗。

2. 关于刷牙

当口内佩戴矫治器时，牙齿不易清洁，此时预防蛀牙是最重要的。当患者来院时，医生将会指导患者使用与装置相匹配的牙刷，包括牙刷大小、刷牙方法以及使用牙膏等辅助清洁措施。在开始治疗时，请您务必理解关于刷牙自我管理的重要性。

3. 关于 X 线片的拍摄

治疗途中会定期进行 X 线拍摄，用以检查治疗的进度和效果。同时该检查方式也是为了确认上下颌骨的生长发育状态以及治疗对牙齿和颌骨所产生的影响，请您务必理解为了进行治疗拍摄 X 线片的必要性。

4. 关于拔牙

在进行矫正治疗时，牙齿大小与牙弓之间的相对关系被认为是不协调的。在牙齿没有松动的情况下，为了取得良好的咬合，可能需要拔除恒牙，这是必要的或未来需要的。在开始治疗时，请您务必理解拔牙的必要性和可能性。

5. 关于生长发育

根据下颌、牙齿或全身的生长发育状态，未来可能需要拔除恒牙，或是变更治疗计划以进行辅助治疗或外科治疗，关于治疗计划的变更，主治医生会与您充分交流并希望取得您的理解。

6. 关于突发情况

在进行矫正治疗时，有些情况是初次检查无法预测的，例如，埋伏牙或曾受过外伤的牙齿，这类牙齿即使施加了移动的力量也无法移动，又或是治疗中出现牙根变短的情况。根据突发情况的程度和数量的不同，也存在不得不变更治疗计划或终止治疗的情况。

7. 关于治疗的结束

矫正治疗的终止并不仅是在牙齿排列整齐、矫治器去除后，还需要确认牙齿目前的咬合位置是否稳定。该阶段如不正确使用保持装置，排列整齐的牙齿可能再次发生拥挤，此时也存在需要再次进行正畸治疗的情况。

8. 关于矫正费用

矫正所需基本费用原则上是在治疗开始前一次性付清，如在治疗期间，因搬家等原因需终止治疗，则会根据治疗的进展情况进行退款，患者需联系主治医生办理相关手续。但是，根据个体治疗的不同，情况也会有所不同。另外，如果您存在从最后一次治疗起经过 5 年以上再次进行治疗的情况，需要重新支付矫正基本费用。拔牙、龋坏等治疗所需费用不包含在矫正基本费用中。另外，矫正治疗、拔牙等治疗原则上也是自费项目。

9. 关于各种资料的使用

请允许医生在学会发表和讲义上使用获得的资料，此时为了不公开个人信息，医生会保护您的隐私，请您协助。

对于上述内容，我已经充分了解正畸治疗的情况。

年　　　　月　　　　日

患者姓名　　　　　　监护人（亲属关系）　　　　　　口腔医生姓名

■ 开始矫正治疗

针对矫正治疗的目标，在开始长时间进行牙齿和颌骨移动的动态治疗时，患者对于开始治疗的最初印象是很重要的，为了不让患者产生不悦和厌恶感，医生必须用心对待。患者在牙科医院或诊所容易感到孤独和恐惧，在这种情况下可以通过与口腔医生及护士的亲切交谈来消除上述不良情绪。

在矫正装置的制作过程中，医生需要对接下来进行的治疗内容和装置的使用，包括使用时的注意事项、使用装置所产生的变化、使用装置的必要性等内容进行说明，直至患者能够充分理解。另外，使用矫治器的过程中，矫治器清洁方法的指导也非常重要。

佩戴矫治器时需由医生进行充分调整，观察金属丝或树脂板是否发挥适当的矫正力，并确认该矫治器是否对牙龈过度压迫或对口腔功能产生不良影响。对于活动矫治器，需由患者本人安装，在其能自行顺利摘戴前，医生应耐心指导装置的摘戴方法。

在早期矫治中，牙齿周围组织通常会随着牙齿的移动而发生改建，一般认为一个月给予一次矫正力较好。每次复诊需确认该阶段治疗是否达到预定的位置和效果，可将以往的病例资料和记录与此次对照，确认的同时可继续下一阶段的治疗。正畸治疗的诊断和治疗方案与方法的制订并不是在初诊时就完全确定的，任何一项都可能随着治疗的进行而发生变化，所以复诊是十分必要的。

■ 向保持期过渡

在达到治疗目标后结束动态治疗，将过渡到保持阶段。保持是指通过动态治疗使牙齿到达需移动的位置，并且与下颌及口腔周围组织协调后，保持该状态下正常的口腔功能和稳定的咬合关系的治疗（静态治疗）。乳牙列期、混合牙列期开始的矫正治疗，先是动态治疗（Ⅰ期治疗），保持，然后动态治疗（Ⅱ期治疗），治疗目标在反复保持的过程中得以实现。

保持的分类有自然保持、机械保持和永久保持。动态治疗结束后直接进行自然保持的情况极为罕见，一般先进行活动或固定式保持器的机械保持。

在机械保持期间，医生判断不使用装置也能保持稳定时，可过渡到自然保持阶段。该过渡阶段通常是在逐渐减少装置使用时间与观察随访同时进行，如果最终未能获得稳定的咬合关系，则需进行永久保持。

■ 随访观察

在保持结束后，确认咬合关系稳定与随着年龄的增加是否依旧能保持该状态后，治疗结束。

（宮澤　健，後藤滋巳）

第 3 章

幼儿期、学龄期（乳牙列期、混合牙列期）
矫正治疗临床病例

破除吐舌习惯改善咬合

关键词 乳牙列期　吐舌习惯　开𬌗　舌刺　口腔周围肌肉功能治疗

临床要点 吐舌等口腔不良习惯与错𬌗畸形有关。本病例通过采用舌刺破除吐舌习惯。虽然通过舌刺强制性压舌可暂时破除吐舌习惯，但是一旦去除舌刺，吐舌习惯会再次发生。因此，在改善以吐舌习惯为病因的开𬌗时，不仅要改善面部形态，还需协调肌肉功能，在改善因吐舌习惯导致的不良咬合状态的同时配合口腔周围肌肉功能治疗（Myofunctional therapy, MFT）是很重要的。

● 病例概要及诊断

患者　5岁7个月，女童。

主诉　面部不对称。

一般情况　身高、体重均在标准范围内，健康状态良好，第一、第二鳃弓综合征既往史。

颜面检查　正面观：面部和嘴唇轻度非对称。侧面观：直面型（图1）。

口腔检查　6|6已萌出，但6|未萌出，因此无法确定磨牙关系。乳磨牙末端平面关系：双侧均为近中型。下颌前牙区乳牙脱落，恒牙萌出，轻度开𬌗，右侧后牙轻度反𬌗。牙弓形态左右不对称。上下颌中线与面中线一致。舌体大，有吐舌习惯（图2）。

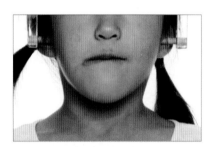
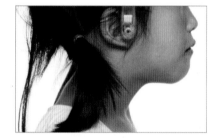

图1　初诊时面貌

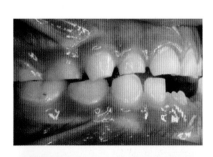
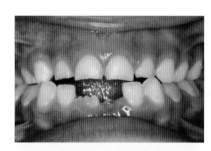
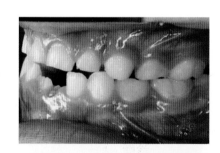
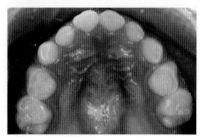
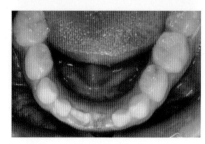
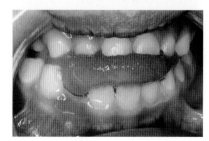

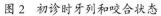

图2　初诊时牙列和咬合状态

模型分析　牙弓宽度：上颌 E-E 间小于平均值减 1 个标准差；下颌大于平均值加 1 个标准差。牙弓长度：上下颌均在标准范围内（图 3）。

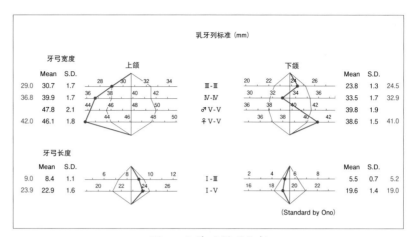

图 3　初诊时模型分析

全口牙位曲面体层片　左侧下颌支及下颌体稍小。未发现未萌出的 $\overline{6|}$ 牙胚，$\overline{5|}$ 牙胚未见（图 4）。

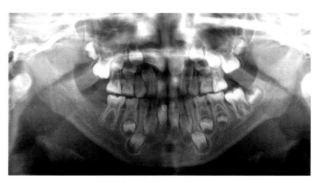

图 4　初诊时全口牙位曲面体层片

头颅定位 X 线片　骨性指标：SNA=72.9°，SNB=70.6°，小于平均值减 1 个标准差。ANB=+2.3°，轻度下颌前突倾向。牙性指标：U-1（A）- SN，L-1-MP 均在标准范围内（图 9）。

诊断　面部轻度不对称伴吐舌习惯引起的开𬌗（乳磨牙末端平面关系为近中型）。

● 治疗方案和过程

治疗方案和方法 为破除吐舌不良习惯，在上颌恒前牙完全萌出之前，先进行 MFT 治疗，而后再使用舌刺进行治疗。

治疗过程和结果 抬舌训练，以控制舌尖为中心，MFT 治疗进行了 1 年 3 个月后，吐舌习惯尚未明显改善，因开𬌗程度加重，故在上颌放置舌刺（图 5）。1 年后上下颌恒切牙萌出基本完成，覆盖得到改善（图 6）。在等待上颌恒前牙萌出完成期间，继续佩戴舌刺 1 年 8 个月后，舌刺治疗阶段结束（图 7）。而后，继续进行 MFT，以维持稳定的覆盖（图 8~图 10）。待侧方牙群更换后再进行诊断。

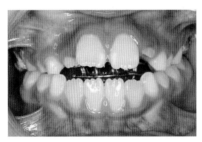 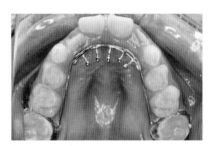

图 5　舌刺戴用时

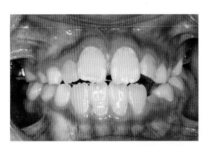 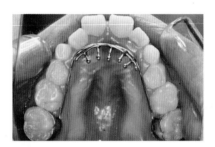

图 6　舌刺戴用 1 年随访时

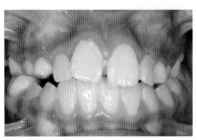 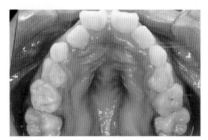

图 7　舌刺使用结束时

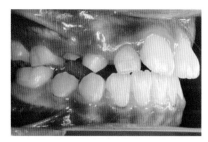
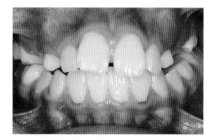
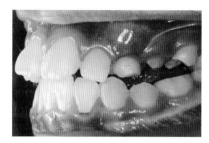
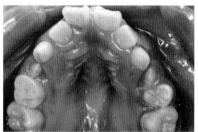
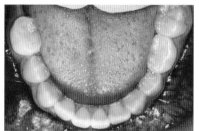
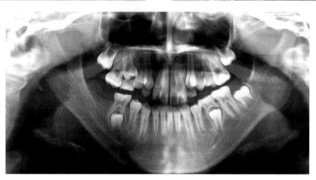

图 8 舌刺使用结束 6 个月后随访时

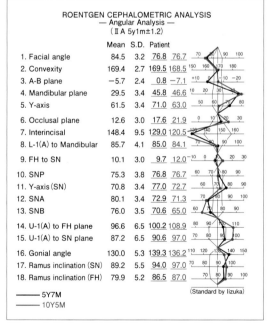

ROENTGEN CEPHALOMETRIC ANALYSIS
— Angular Analysis —
（Ⅱ A 5y1m±1.2）

	Mean	S.D.	Patient	
1. Facial angle	84.5	3.2	76.8	76.7
2. Convexity	169.4	2.7	169.5	168.5
3. A-B plane	−5.7	2.4	0.8	−7.1
4. Mandibular plane	29.5	3.4	45.8	46.6
5. Y-axis	61.5	3.4	71.0	63.0
6. Occlusal plane	12.6	3.0	17.6	21.9
7. Interincisal	148.4	9.5	129.0	120.5
8. L-1(A) to Mandibular	85.7	4.1	85.0	84.1
9. FH to SN	10.1	3.0	9.7	12.0
10. SNP	75.3	3.8	76.8	76.7
11. Y-axis (SN)	70.8	3.4	77.0	72.7
12. SNA	80.1	3.4	72.9	71.3
13. SNB	76.0	3.5	70.6	65.0
14. U-1(A) to FH plane	96.6	6.5	100.2	108.9
15. U-1(A) to SN plane	87.2	6.5	90.6	97.0
16. Gonial angle	130.0	5.3	139.3	136.2
17. Ramus inclination (SN)	89.2	5.5	94.0	97.0
18. Ramus inclination (FH)	79.9	5.2	86.5	87.0

—— 5Y7M
—— 10Y5M

（Standard by Iizuka）

图 9 初诊和舌刺使用结束 6 个月后的头影测量分析

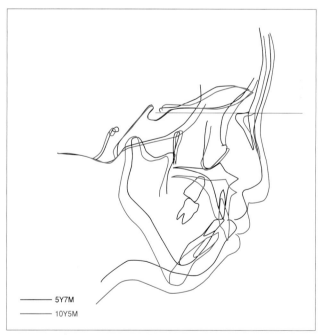

—— 5Y7M
—— 10Y5M

图 10 初诊和舌刺使用结束 6 个月后头颅定位侧位片的重叠描记图

（佐藤友紀，槙　宏太郎）

★译者注：全书头影测量分析与重叠描记图中 5Y7M 的表示方法指患儿年龄为 5 岁 7 个月，"Y"为岁，"M"为月龄

破除吮指习惯及扩展上颌牙弓宽度改善后牙反𬌗

关键词　乳牙列期　吮指习惯　后牙反𬌗　上颌牙弓狭窄

临床要点　乳牙列期的后牙反𬌗是应积极干预的错𬌗畸形之一。后牙反𬌗的原因有：①上下颌牙弓宽度不协调；②由于早接触而引起下颌侧方偏移；③多种不良口腔习惯。如本病例所示，病因为功能性时，早期发现和较简单的介入就可能会取得较好的治疗效果。如果在该时期出现错𬌗畸形的漏诊，则下颌侧方偏斜的可能性增强，日后采取的干预措施也会越来越多，同时也使得后期治疗更加复杂。因此，希望患者能够早期接受牙科检查并得到正确的诊断。

● 病例概要及诊断

患者　4岁11个月，女童。

主诉　后牙反𬌗。

一般情况　身高、体重均在标准范围内，健康状态良好，有吮吸左手拇指习惯。

颜面检查　正面观：下颌向右侧偏斜（图1）。

口腔检查　乳磨牙末端平面关系，双侧均为垂直型。右侧后牙反𬌗。$\overline{1}$于$\overline{A}$舌侧萌出。上颌呈"V"形狭窄牙弓。下颌中线与上颌中线相对偏移3.5mm。上唇系带肥厚（图2）。

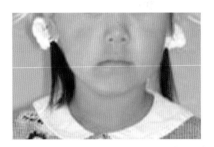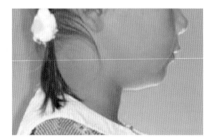

图1　初诊时面像

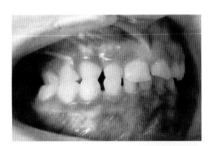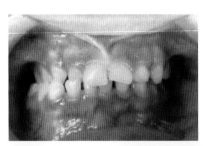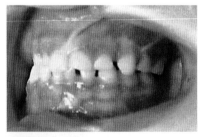

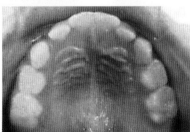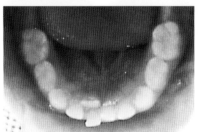

图2　初诊时牙列和咬合状态

模型分析　牙弓宽度：上颌小于平均值减 1 个标准差；下颌 D–D 之间宽度小于平均值减 1 个标准差。牙弓长度：上颌在标准范围内，下颌稍小（图 3）。

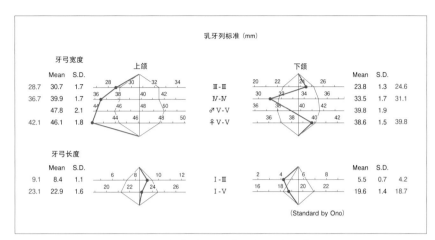

图 3　初诊时全口牙位曲面体层片

全口牙位曲面体层片　未发现明显异常，除 8|8、8|8 外可见所有牙胚（图 4）。

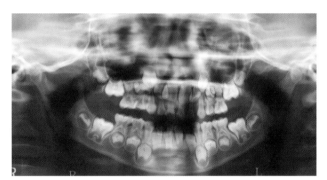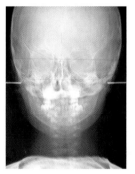

图 4　初诊时全口牙位曲面体层片　　　图 5　初诊时头部正面
　　　　　　　　　　　　　　　　　　　　　　　　　X 线片（安静位）

头颅定位 X 线片　骨性指标：SNA=81.0°，SNB=75.5°，在标准范围内。ANB=+5.5°，上颌前突倾向（图 12）。息止颌位时，头部正面 X 线片示上下颌中线一致。因此，可认定该反𬌗为功能性后牙反𬌗（图 5）。

诊断　上颌牙弓狭窄引起的右侧功能性后牙反𬌗病例（乳磨牙末端平面关系为垂直型）。

● 治疗方案和过程

治疗方案和方法 由于吮指习惯是造成上颌牙弓狭窄的原因，因而制订破除吮指习惯，同时扩展上颌牙弓宽度的方案。对于破除吮指习惯的具体方法，鉴于患者的性格和生活行为，根据其接受程度实施。采用扩弓装置（W 弓形扩弓器）扩展上颌牙弓宽度，以 E|E 中央窝距离超过 E̅|E̅ 颊侧牙尖距离作为扩弓目标。

治疗过程和结果 首先，为破除吮指习惯，向所有患者发放口腔不良习惯预防手册（图 6）。从针对"这一习惯"开始，进行了小儿心理学的指导。随后，使用扩弓矫治器扩展上颌牙弓宽度。3 个月后，覆盖得到改善（图 7）。5 个月后达到预定的扩弓量，之后不再调整，并将其作为保持器使用了 1 年 4 个月。再行检查时发现下颌仍向右侧偏移（图 8）。使用 Frankel Ⅰ矫治器进行下颌位诱导及上下牙弓宽度扩展。出于过度矫正的目的，形成的咬合中下颌中线偏左（图 9）。佩戴 Frankel Ⅰ矫治器 6 个月后上下颌中线一致，故停止使用 Frankel Ⅰ矫治器并进行了随访观察（图 10）。至侧方牙群替换结束时，患者获得良好的恒牙列（图 11~图 13）。整个治疗过程未专门使用保持器，通过自然保持维持稳定的咬合。

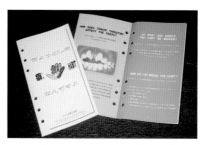

图 6　预防不良习惯手册

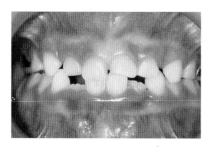
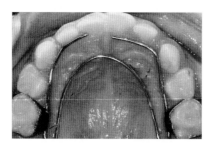
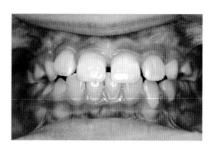

图 7　戴用扩弓矫治器 3 个月随访时　　　　　　　　　　图 8　复诊时

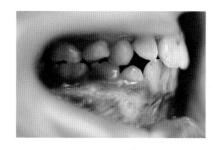
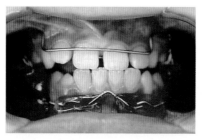
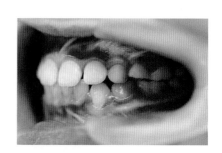

图 9　戴用 Frankel Ⅰ矫治器时

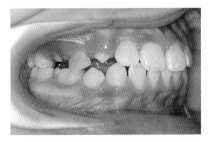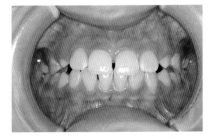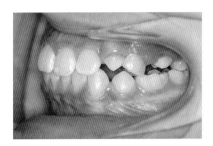

图 10　戴用 Frankel Ⅰ矫治器 6 个月随访时

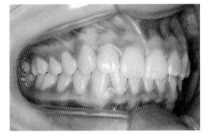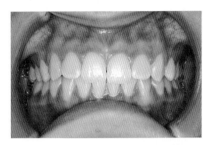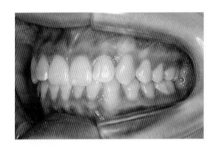

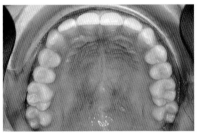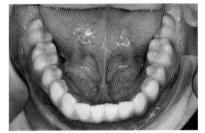

图 11　动态治疗结束时

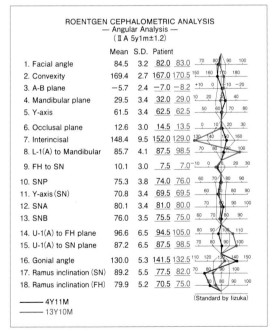

ROENTGEN CEPHALOMETRIC ANALYSIS — Angular Analysis — (Ⅱ A 5y1m±1.2)			
	Mean	S.D.	Patient
1. Facial angle	84.5	3.2	82.0　83.0
2. Convexity	169.4	2.7	167.0　170.5
3. A-B plane	−5.7	2.4	−7.0　−8.2
4. Mandibular plane	29.5	3.4	32.0　29.0
5. Y-axis	61.5	3.4	62.5　62.5
6. Occlusal plane	12.6	3.0	14.5　13.5
7. Interincisal	148.4	9.5	152.0　129.0
8. L-1(A) to Mandibular	85.7	4.1	87.5　98.5
9. FH to SN	10.1	3.0	7.5　7.0
10. SNP	75.3	3.8	74.0　76.0
11. Y-axis (SN)	70.8	3.4	69.5　69.5
12. SNA	80.1	3.4	81.0　80.0
13. SNB	76.0	3.5	75.5　75.0
14. U-1(A) to FH plane	96.6	6.5	94.5　105.0
15. U-1(A) to SN plane	87.2	6.5	87.5　98.5
16. Gonial angle	130.0	5.3	141.5　132.5
17. Ramus inclination (SN)	89.2	5.5	77.5　82.0
18. Ramus inclination (FH)	79.9	5.2	70.5　75.0

(Standard by Iizuka)

—— 4Y11M
—— 13Y10M

图 12　初诊和动态治疗结束时的头影测量分析

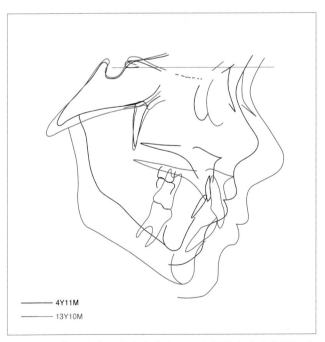

—— 4Y11M
—— 13Y10M

图 13　初诊和动态治疗结束时头颅定位侧位片的重叠描记图

（石橋　淳，居波　徹）

上颌扩弓矫治改善后牙反𬌗

关键词 乳牙列期 后牙反𬌗 上颌牙弓狭窄 早接触 下颌功能性侧方偏斜

临床要点 对于乳牙列期的错𬌗畸形，应充分研究并判断是否要立即介入治疗。后牙反𬌗分为骨性和功能性，如果预测会发生明显的骨性下颌前突，则会选择在混合牙列期前进行随访观察。如本病例所示，当怀疑是由上颌牙弓狭窄和咬合早接触等功能性因素所引发的错𬌗畸形时，为了防止畸形随着生长发育而恶化，建议尽早改善，及时且短期内消除原因是非常有效的。与监护人协作，努力改善患儿的一些口腔不良习惯也很重要。

● 病例概要及诊断

患者 3岁9个月，女童。

主诉 上下嘴唇位置偏移。

一般情况 身高、体重均在标准范围内，健康状态良好。

颜面检查 正面观：下颌向左侧偏斜（图1）。

口腔检查 乳磨牙末端平面关系：右侧为明显的近中型，左侧为轻度近中型，且伴有后牙反𬌗。在息止颌位时，上下颌中线一致。上下颌咬合时，在 C~E 区发生早接触后，下颌向左侧偏斜。下颌中线相对于上颌中线偏移4.5mm左右。上下颌均有灵长间隙、发育间隙（图2）。

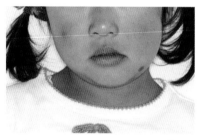
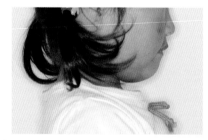

图1 初诊时面像

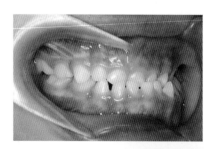
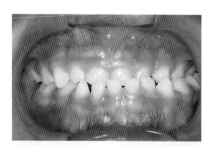
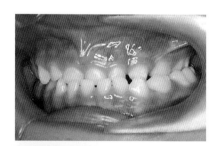
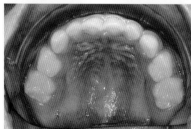
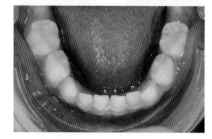

图2 初诊时牙列和咬合状态

模型分析　上颌牙弓宽度及牙弓长度均小于平均值减 1 个标准差，牙弓狭窄且发育较差。下颌牙弓宽度及牙弓长度均在标准范围内（图 3）。

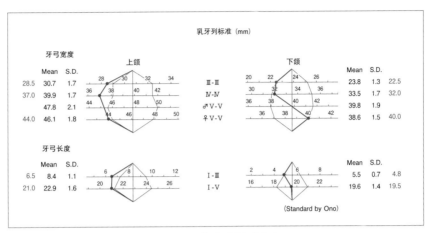

图 3　初诊时的模型分析

全口牙位曲面体层片　乳牙牙齿数目无异常。恒牙牙胚尚在形成过程中（图 4）。

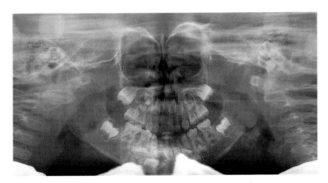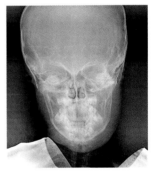

图 4　初诊时全口牙位曲面体层片　　　图 5　初诊时头部正面 X
　　　　　　　　　　　　　　　　　　　　线片（息止颌位）

头颅定位 X 线片　骨性指标：SNA=78.0°，SNB=77.5°，均在标准范围内；ANB=+0.5°，骨性下颌前突倾向，但尚无明显的下颌突出（图 8）。在息止颌位时的头部正面 X 线片中可见上下颌中线一致（图 5）。

诊断　存在骨性下颌前突倾向，并伴有下颌左侧偏斜引起的后牙反𬌗病例（乳磨牙末端平面关系为近中型）。

● 治疗方案和过程

治疗方案和方法　在存在左侧后牙反𬌗及下颌显著左侧偏斜的情况下，随着生长发育，患儿逐渐向骨性下颌前突过渡。为了避免下颌偏斜的加剧，应尽早干预治疗。使用螺旋扩弓矫治器，去除咬合时发生在 C~E 的早接触，而后尝试将上颌牙弓向侧方及前方扩大。

治疗过程和结果　上颌放置螺旋扩弓矫治器，嘱患者慢慢调节扩大装置并全天佩戴（图6）。治疗6个月后，上颌牙弓侧方、前方扩大到位，下颌左侧偏斜及后牙反𬌗改善，此时上下颌中线一致（图7）。乳磨牙末端平面关系双侧均为垂直型，且能够获得稳定的咬合状态；患儿容貌也得到了改善。此后的6个月里，螺旋扩弓矫治器兼作保持器继续使用。观察生长发育过程中由恒牙替换而产生的变化，并根据需要在适当的时机进行干预治疗。

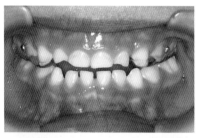

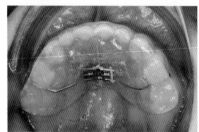

图6　佩戴螺旋扩弓矫治器时

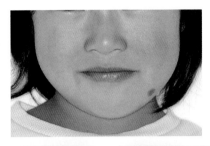
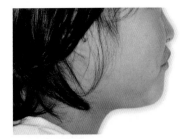
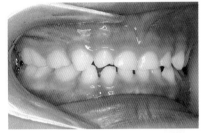
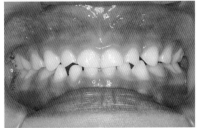
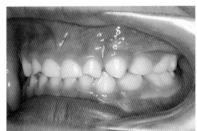
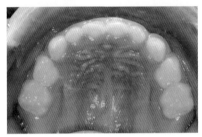
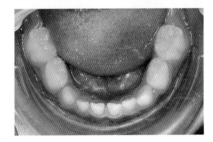

图 7　后牙反𬌗改善时

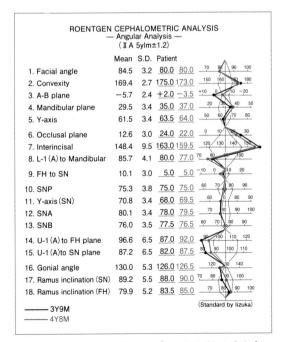

ROENTGEN CEPHALOMETRIC ANALYSIS
— Angular Analysis —
(Ⅱ A 5ylm±1.2)

	Mean	S.D.	Patient	
1. Facial angle	84.5	3.2	80.0	80.0
2. Convexity	169.4	2.7	175.0	173.0
3. A-B plane	−5.7	2.4	+2.0	−3.5
4. Mandibular plane	29.5	3.4	35.0	37.0
5. Y-axis	61.5	3.4	63.5	64.0
6. Occlusal plane	12.6	3.0	24.0	22.0
7. Interincisal	148.4	9.5	163.0	159.5
8. L-1 (A) to Mandibular	85.7	4.1	80.0	77.0
9. FH to SN	10.1	3.0	5.0	5.0
10. SNP	75.3	3.8	75.0	75.0
11. Y-axis (SN)	70.8	3.4	68.0	69.5
12. SNA	80.1	3.4	78.0	79.5
13. SNB	76.0	3.5	77.5	76.5
14. U-1 (A) to FH plane	96.6	6.5	87.0	92.0
15. U-1 (A) to SN plane	87.2	6.5	82.0	87.5
16. Gonial angle	130.0	5.3	126.0	126.5
17. Ramus inclination (SN)	89.2	5.5	88.0	90.0
18. Ramus inclination (FH)	79.9	5.2	83.5	85.0

(Standard by Iizuka)

—— 3Y9M
—— 4Y8M

图 8　初诊及后牙反𬌗改善时的头影测量分析

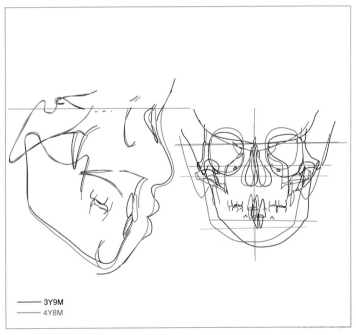

—— 3Y9M
—— 4Y8M

图 9　初诊及后牙反𬌗改善时头颅定位 X 线片的重叠描记图

（中野裕子，居波　徹）

29

促进上颌生长发育改善后牙反𬌗

关键词　乳牙列期　偏𬌗　早接触　下颌功能性侧方偏斜

临床要点　乳牙列期的偏𬌗是由于上颌牙弓相对狭窄或存在狭窄牙弓的早接触，抑或伴有下颌功能性侧方偏斜而引起的。在乳牙列期间改善偏𬌗，调整下颌的生长方向是非常重要的。治疗方法将根据病例的具体情况选择优先侧方扩大，还是优先前方扩大。但如本病例所示，因前牙早接触诱导下颌功能性侧方偏斜，则首要任务是改善前牙反𬌗。

● 病例概要及诊断

患者　4岁1个月，女童。

主诉　下颌右侧偏斜。

一般检查　身高、体重均小于平均值1个标准差，但健康状态良好。

颜面检查　正面观：下颌向右侧轻微偏斜。侧面观：下颌突出（图1）。

口腔检查　乳磨牙末端平面关系：双侧均为近中型。覆𬌗 +2.5mm，覆盖 +0.5mm。右侧偏𬌗，上下颌呈"V"形狭窄牙弓。下颌中线相对于面部中线偏右3.0mm，闭口时 CB| 与 CB| 早接触，导致下颌功能性侧方偏斜以形成牙尖交错𬌗（图2）。

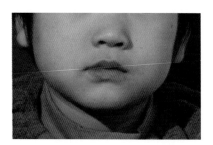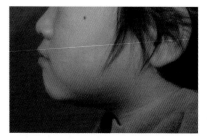

图 1　初诊时面像

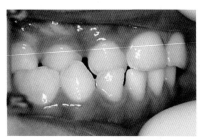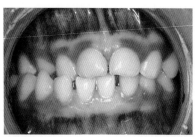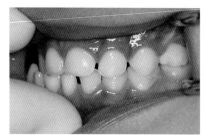

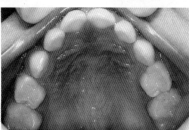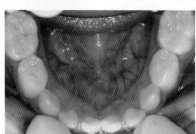

图 2　初诊时牙列与咬合状态

模型分析　牙弓宽度：上颌小于平均值减 2 个标准差；下颌 D–D 间宽度小于平均值减 1 个标准差。牙弓长度：上颌大于平均值加 1 个标准差；下颌在标准范围内（图 3）。

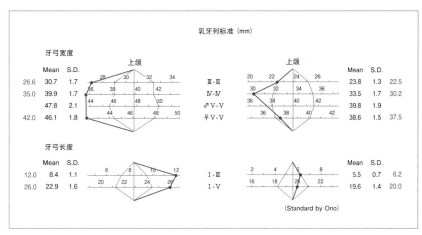

图 3　初诊时的模型分析

全口牙位曲面体层片　牙齿数目未见异常，未见 8|8 、 8|8 牙胚（图 4）。

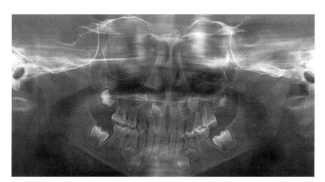

图 4　初诊时全口牙位曲面体层片

头颅定位 X 线片　骨性指标：SNA=83.6°，SNB=79.6°，SNP=79.7°，大于平均值加 1 个标准差。ANB=+4.0°，在标准范围内。牙性指标：U–1（A）–FH、U–1（A）–SN、L–1（A）–MP 大于平均值加 1 个标准差，上下颌前牙唇倾（图 7）。

诊断： CB| 与 CB| 早接触引起的功能性偏𬌗（乳磨牙末端平面关系为近中型）。

● 治疗方案和过程

治疗方案和方法 改善早接触和上颌牙弓狭窄是功能性偏𬌗较为理想的治疗方案。使用腭弓和上颌前方牵引器进行上颌牙弓的前方及侧方扩大，待覆𬌗、覆盖改善后，对下颌位置进行再评估，例如下颌偏斜是否改善等。随后观察恒牙的替换情况，在恒牙替换完成后再次进行诊断，使用固定矫治器排齐牙列。

治疗过程和结果 上颌佩戴腭弓，同时佩戴前方牵引器促进上颌向前方和侧方生长发育（图 5）。牵引力为单侧 250g，每日使用 12h，患者按照医嘱佩戴。为了防止前方牵引器向前方牵引导致腭弓与上腭不贴合，将腭弓与 C|C 用结扎丝及树脂固定。

6 个月后获得足够的覆𬌗，后牙反𬌗也有所改善，上下颌中线一致，此时停止使用腭弓和上颌前方牵引器，观察恒牙替换情况（图 6）。待恒牙列替换完成后再次进行诊断，计划通过固定矫治器排齐整平牙列。

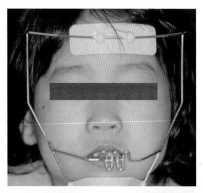
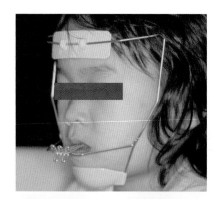
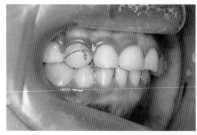
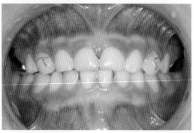
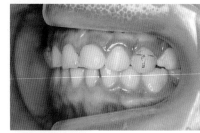
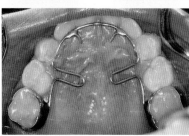
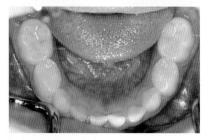

图 5 上颌前方牵引器及腭弓式矫治器

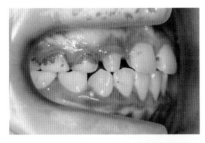
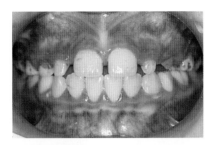
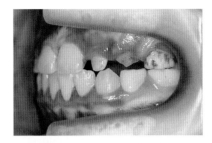
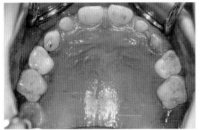
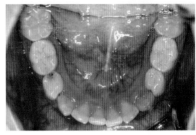

图 6　Ⅰ期治疗结束

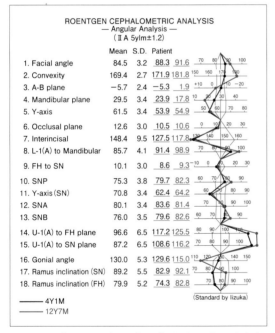

图 7　初诊时和Ⅰ期治疗结束时的头影测量分析

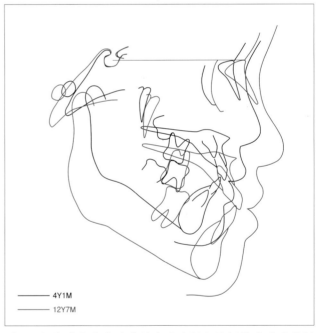

图 8　初诊时和Ⅰ期治疗结束时头颅定位侧位片的重叠描记图

（宮澤　健，後藤滋巳）

扩弓和埋伏牙牵引

关键词 上颌中切牙萌出障碍　埋伏牙　萌出间隙不足

临床要点 埋伏牙的原因：①牙胚位置异常，②牙齿形态异常，③乳牙滞留，④牙源性囊肿、肿瘤，⑤牙龈黏膜异常，⑥牙槽骨异常，⑦萌出间隙不足，⑧粘连等。如果怀疑存在埋伏牙，则应查明原因，并且需要足够的萌出间隙；此外，应考虑需要牵引的埋伏牙与排列在牙列内的牙是否存在粘连，并且应在牵引之前做出判断。即使是拔牙病例，也要充分考虑这些因素，慎重选择拔牙时间。

● 病例概要及诊断

患者　8岁7个月，女童。

主诉　右侧上颌中切牙萌出延迟。

一般检查　身高和体重都在标准范围内，健康状态良好。

颜面检查　正面观：左右对称性良好。侧面观：上唇略突，下颌后退（图1）。

口腔检查　磨牙关系双侧均为安氏Ⅰ类，乳磨牙末端平面关系双侧均为近中型。覆𬌗为 +2.2mm，覆盖为 +2.0mm，1⌋埋伏未萌，2⌋1 间隙比⌊1 牙冠宽度窄，1⌋萌出间隙明显不足，C⌋脱落。上下颌中线基本一致，但相对于面中线偏右（图2）。

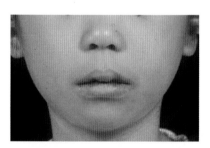
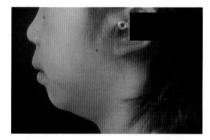

图1　初诊时面像

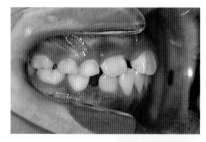
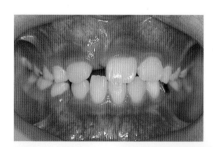
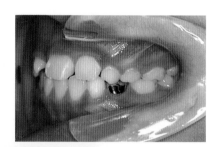
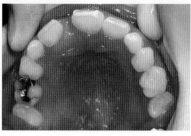
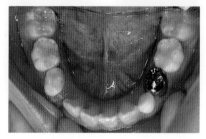

图2　初诊时牙列和咬合状态

模型分析　已萌出恒牙的牙冠宽度大于平均值加 1 个标准差，特别是 ⌐1 大于平均值加 2 个标准差。牙弓长度及牙槽基底弓长度：上颌大于平均值加 1 个标准差，下颌在标准范围内。

间隙分析：用小野回归方程计算牙列拥挤度，上颌 4.2mm 拥挤，下颌剩余 0.5mm 间隙（图 3）。

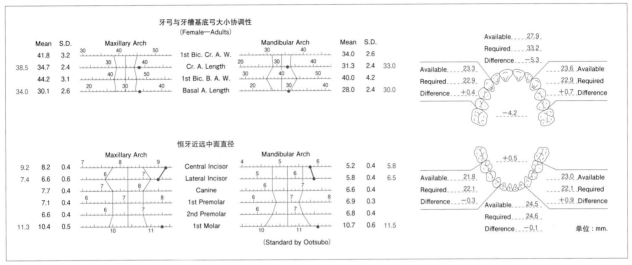

图 3　初诊时模型分析

全口牙位曲面体层片　未萌出的 ⌐1 区有米粒大高密度影，诊断为牙瘤，牙齿数目未见异常，未见 8|8 、 8|8 牙胚（图 4）。

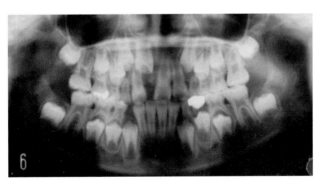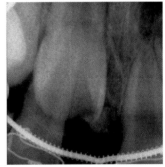

图 4　初诊时全口牙位曲面体层片

头颅定位 X 线片　骨性指标：SNA=84.0°，在标准范围内；SNB=80.0°，大于平均值加 1 个标准差；ANB=+4.0°，上下颌前后不协调。牙性指标：U-1-SN、L-1-MP 均大于平均值加 1 个标准差，上下颌前牙唇倾（图 13）。

诊断：因牙冠宽度过大，萌出间隙不足导致 ⌐1 埋伏阻生病例（安氏 I 类）。

● 治疗方案和过程

治疗方案和方法 治疗方案为诱导 1| 萌出，改善萌出间隙不足。为获得足够的 1| 萌出间隙，使用四眼扩弓簧侧方扩展上颌牙弓。扩弓到位后，在腭弓上加推簧，集中 1| 间隙。之后，摘除牙瘤，开窗牵引 1|。在 1| 牵引萌出后，通过腭弓进行侧方及前方扩大，以获得恒牙牙齿排列间隙。恒牙替换完成后再行复查，必要时可通过固定矫治技术排齐牙列

治疗过程和结果 上颌佩戴四眼圈簧 W 形扩弓器（图5）。3个月后，将其更换为带有 U 形曲和推簧的腭弓式矫治器（图6）。推簧压缩后与 2|1 结扎，获得 1| 的萌出间隙之后，摘除牙瘤，观察其是否可自然萌出。5个月后无萌出迹象，进而行开窗手术并牵引 1|（图7~图9）。牵引7个月后，1| 萌出，故终止牵引（图10）；3个月后牙冠萌出约4/5（图11）。此时安装固定矫治器排齐整平牙列，用非拔牙的治疗方案完成了动态治疗（图12~图14）。在保持方面，上下颌都佩戴2年保持器，维持咬合稳定。

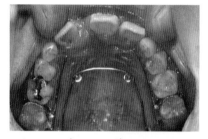
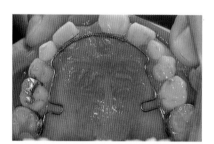
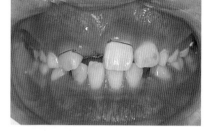

图5　佩戴四眼圈簧 W 形扩弓器　　　　　　图6　佩戴腭弓式矫治器

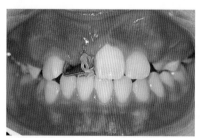

图7　1| 开始牵引时

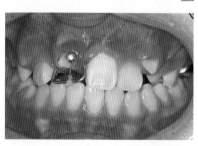
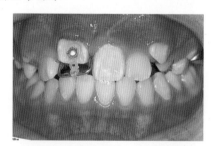

图8　1| 经过4个月牵引时　　　　图9　1| 经过5个月牵引时

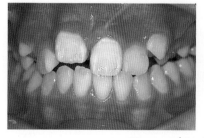
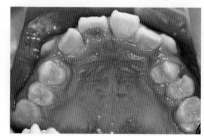

图10　1| 经过7个月牵引时

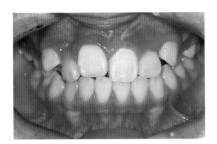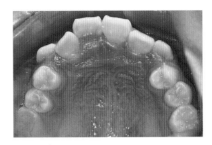

图 11　1 经过 10 个月牵引时

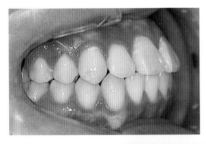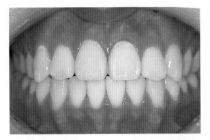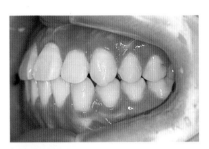

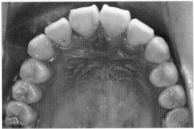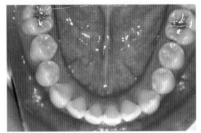

图 12　动态治疗结束时

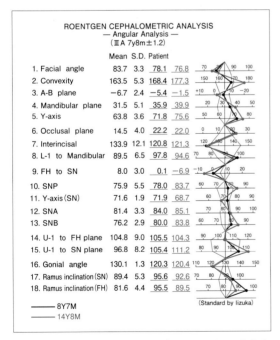

图 13　初诊时和动态治疗结束时的头影测量分析

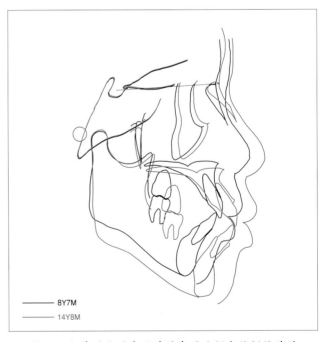

图 14　初诊时和动态治疗结束时头颅定位侧位片的
重叠描记图

（岩田敏男，後藤滋巳）

37

埋伏中切牙开窗牵引

关键词　上颌中切牙埋伏　CBCT　影像诊断　开窗　牵引

临床要点　在牵引埋伏牙时，确保萌出间隙是很重要的，同时也需要考虑埋伏牙是否与邻近组织粘连，相邻牙齿是否有牙根吸收等。在本病例中，通过全口牙位曲面体层片很难判断相邻牙齿的牙根是否吸收以及埋伏牙的牙周膜腔是否消失。通过 CBCT 的任意截面重构，可观察到相邻牙的牙根吸收情况，在准确判断埋伏牙牙周膜腔的情况下，可尝试开窗、牵引。常规影像诊断无法准确判断埋伏牙位置、埋伏牙粘连情况以及相邻牙齿牙根吸收情况。另外，在考虑到牙龈退缩等问题的同时，也要考虑到难以进行牵引的情况，并慎重对待。

● 病例概要及诊断

患者　11 岁 2 个月，男童

主诉　1|萌出延迟。

一般检查　身高体重都在标准范围内，健康状态良好。7 岁时，颜面有外伤史。

颜面检查　正面观：面部左右基本对称。侧面观：略感凸面型，口唇突出感明显（图 1）。

口腔检查　磨牙关系双侧均为安氏Ⅲ类，乳磨牙末端平面关系双侧均为近中型。覆𬌗 +2.5mm，覆盖 +1.0mm。1|未萌，2|近中移位，1|萌出间隙明显不足。下颌中线与面部中线基本一致，上颌中线右侧偏移（图 2）。

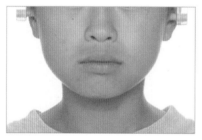

图 1　初诊时面像

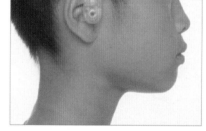

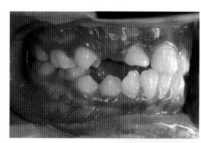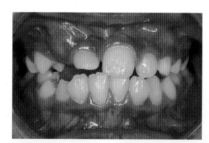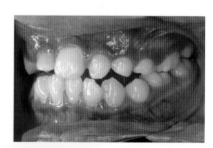

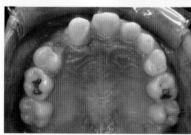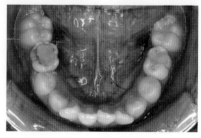

图 2　初诊时牙列及咬合状态

模型分析　以萌出恒牙的牙冠宽度，$\underline{1}$、$\overline{12}$ 均大于平均值加 1 个标准差；$\underline{26}$、$\overline{6}$ 在标准范围内。上下颌牙弓长度及下颌牙槽基底弓长度均大于平均值加 1 个标准差。上颌牙槽基底弓长度在标准范围内。

　　间隙分析：用小野回归方程计算牙列拥挤度，将 $\underline{1}$ 与 $\underline{1}$ 同等计算，上颌 10.1mm 拥挤，下颌剩余 1.4mm 间隙（图 3）。

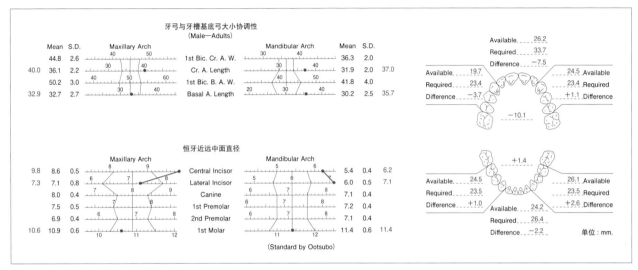

图 3　初诊时模型分析

全口牙位曲面体层片　未萌 $\underline{1}$ 水平埋伏，$\underline{2}$ 近中倾斜，牙齿数目未见异常，埋伏牙周围未发现牙瘤等不透射影像（图 4）。

CBCT 观察结果　$\underline{1}$ 相对于矢状面呈水平状，相对于冠状面旋转 45°，未观察到相邻牙齿存在牙根吸收（图 5）。

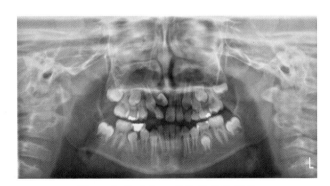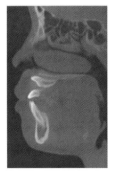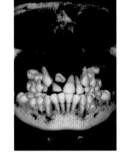

图 4　初诊时全口牙位曲面体层片　　　　图 5　初诊时 CBCT 影像

头颅定位 X 线片　骨性指标：SNA=82.9°，在标准范围内；SNB=83.2°，大于平均值加 1 个标准差。ANB=−0.3°，下颌过度生长。另外，下颌平面角、下颌角均小于平均值减 1 个标准差，呈低角倾向。牙性指标：U-1-SN 大于平均值加 1 个标准差，上颌前牙唇倾。L-1-MP 在标准范围内（图 15）。

诊断　$\underline{1}$ 水平埋伏阻生（安氏 Ⅲ 类）。

● 治疗方案和过程

治疗方案和方法 治疗方案为诱导1|萌出与改善萌出间隙不足。为加强上颌支抗，上颌佩戴腭弓，在固定矫治器上安装推簧，从而扩展埋伏牙萌出间隙。之后，1|开窗、牵引，待萌出后，用 Hawley 保持器进行暂时保持，在恒牙列萌出完成后再诊断，必要时通过固定矫治器排齐整平牙列。

治疗过程和结果 上颌佩戴腭弓后（图6），唇侧粘接托槽，在2|1 间放置推簧，获得埋伏牙的萌出间隙（图7）。之后，行开窗手术，开始牵引1|（图8~图10），牵引开始8个月后，前牙排列完成，佩戴 Hawley 保持器进行暂时保持。动态治疗结束后，牙列存在拥挤、覆盖、覆𬌗正常（图11）。1|达到咬合平面，磨牙关系右侧为安氏Ⅰ类，左侧为安氏Ⅲ类。全口牙位曲面体层示：1|牙根比1|短，牙周膜腔增加，2|牙根稍弯曲（图12）。动态治疗结束2年后，恒牙替换完成，磨牙关系更偏安氏Ⅲ类。1|牙周膜腔未发现明显增宽，且牙根未发生吸收，治疗进展顺利（图14）。在后期成长过程中仍需仔细观察，计划在适当时期利用固定矫治器再次进行治疗。

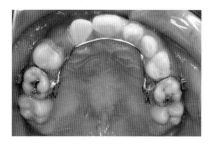

图6 佩戴上颌腭弓时

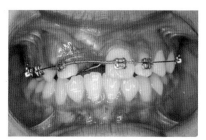

图7 埋伏牙获得萌出间隙后

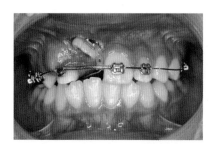

图8 开窗、牵引开始时

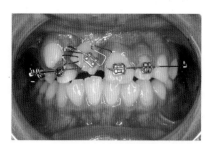

图9 弓丝安装时
（0.014 不锈钢丝）

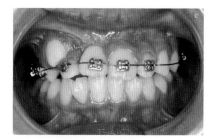

图10 牵引结束时
（0.016 不锈钢丝）

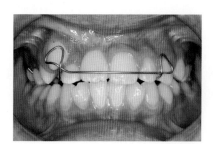

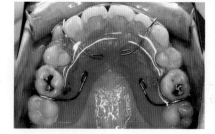

图11 佩戴保持器时

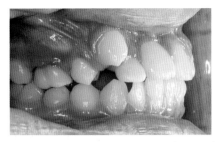
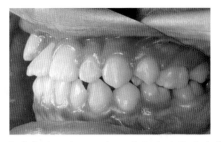
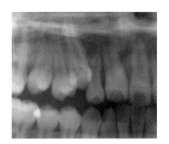

图 12　动态治疗结束时口内照及全口牙位曲面体层片截取

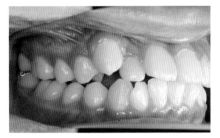
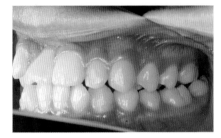
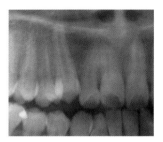

图 13　动态治疗结束 2 年时口内照及全口牙位曲面体层片截取

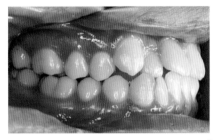
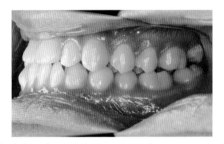
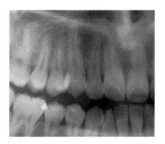

图 14　动态治疗结束 5 年时口内照及全口牙位曲面体层片截取

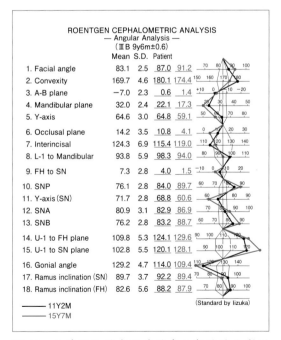

ROENTGEN CEPHALOMETRIC ANALYSIS — Angular Analysis — (ⅢB 9y6m±0.6)			
	Mean	S.D.	Patient
1. Facial angle	83.1	2.5	87.0　91.2
2. Convexity	169.7	4.6	180.1　174.4
3. A-B plane	−7.0	2.3	0.6　1.4
4. Mandibular plane	32.0	2.4	22.1　17.3
5. Y-axis	64.6	3.0	64.8　59.1
6. Occlusal plane	14.2	3.5	10.8　4.1
7. Interincisal	124.3	6.9	115.4　119.0
8. L-1 to Mandibular	93.8	5.9	98.3　94.0
9. FH to SN	7.3	2.8	4.0　1.5
10. SNP	76.1	2.8	84.0　89.7
11. Y-axis (SN)	71.7	2.8	68.8　60.6
12. SNA	80.9	3.1	82.9　86.9
13. SNB	76.2	2.8	83.2　88.7
14. U-1 to FH plane	109.8	5.3	124.1　129.6
15. U-1 to SN plane	102.8	5.5	120.1　128.1
16. Gonial angle	129.2	4.7	114.0　109.4
17. Ramus inclination (SN)	89.7	3.7	92.2　89.4
18. Ramus inclination (FH)	82.6	5.6	88.2　87.9

—— 11Y2M
—— 15Y7M

(Standard by Iizuka)

图 15　初诊时和动态治疗结束 2 年时的头影测量分析

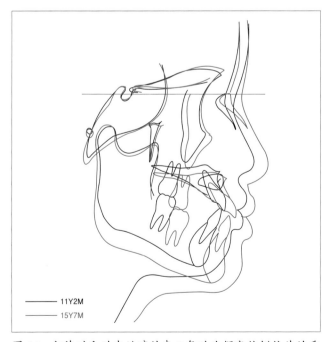

—— 11Y2M
—— 15Y7M

图 16　初诊时和动态治疗结束 2 年时头颅定位侧位片的重叠描记图

（中纳治久，小野美树，槇 宏太郎）

高位上颌中切牙牵引

关键词 高位上颌中切牙 拥挤

临床要点 在本病例中，使用上颌腭弓式矫治器牵引高位上颌中切牙时，腭弓下沉，且口腔腭侧牙龈黏膜伴有发炎情况，在口腔腭侧前方中央处覆盖一层树脂，可以防止腭弓下沉。但是，由于树脂的位置不同和大小，舌头易产生不适感。另外，口腔卫生状况也容易变差。

● 病例概要及诊断

患者 8岁11个月，男童。

主诉 上颌前牙拥挤。

一般检查 青春生长发育前期。否认全身系统疾病。

颜面检查 正面观：左右对称性基本良好，颏肌紧张。侧面观：凸面型，嘴唇突出（图1）。

口腔检查 磨牙关系双侧均为安氏Ⅱ类，乳磨牙末端平面关系双侧均为垂直型，1| 高位，萌出间隙略有不足。下颌中线与面部中线基本一致，上颌中线偏右2.0mm（图2）。

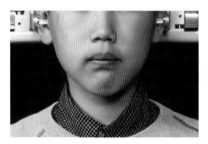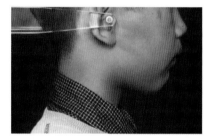

图1 初诊时面像

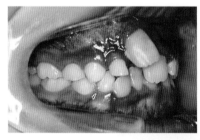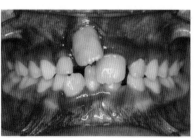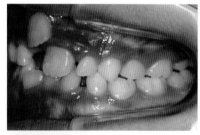

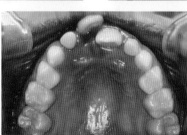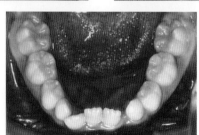

图2 初诊时牙列咬合状态

模型分析　已萌出恒牙的牙冠宽度均在标准范围内。牙弓长度：上下颌均大于平均值加 1 个标准差。牙槽基底弓长度：上颌大于平均值加 1 个标准差，下颌在标准范围内。

间隙分析：用小野回归方程计算牙列拥挤度，上颌 0.8mm 拥挤，下颌 1.2mm 拥挤（图 3）。

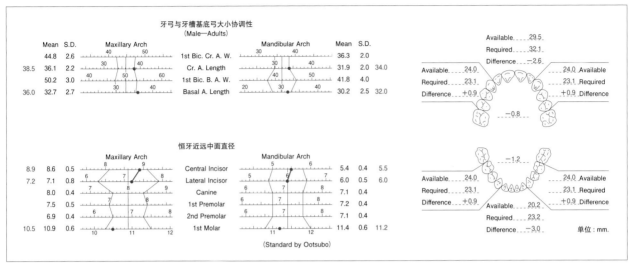

图 3　初诊时模型分析

全口牙位曲面体层片　恒牙数目未见异常。根尖片示 1| 牙根略弯曲（图 4）。

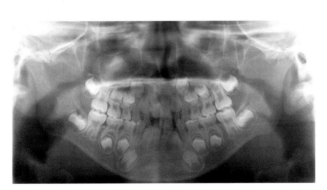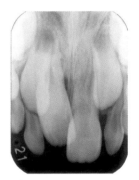

图 4　初诊时的全口牙位曲面体层片及根尖片

头颅定位 X 线片　骨性指标：SNA=81.0°，SNB=77.0°，SNP=75.0° 均在标准范围内。ANB=4.0°，未发现上下颌前后关系不协调。颌凸角、上下牙槽座角也在标准范围内。牙性指标：U-1-SN、U-1-FH 均小于平均值减 1 个标准差，判断上颌前牙舌倾。L-1-MP 小于平均值减 1 个标准差，由此判断下颌前牙舌倾（图 11）。

诊断　伴随着 1| 显著高位的上下颌前牙轻度拥挤病例（安氏 II 类）。

● 治疗方案和过程

治疗方案和方法　以 1| 排齐整平和牵引诱导为治疗方案。为进行 1| 牵引诱导，在上颌腭弓上附加牵引钩。1| 牵引至𬌗平面，使用固定矫治器排齐整平上颌切牙。为了防止在牵引诱导结束和排齐 1| 后复发，在上颌切牙舌侧面粘接麻花丝进行保持。在侧方牙群替换时，佩戴腭弓式间隙保持器，而后观察继承恒牙的萌出情况，待恒牙列替换完成后再诊断，可通过固定矫治器精细调整咬合。

治疗过程和结果　在佩戴上颌腭弓后，向患者确认无明显疼痛及不适感，然后开始牵引 1|（图5）。5个月后，结束该阶段治疗（图6）。|2 萌出后，佩戴固定矫治器排齐整平上颌切牙（图7）。在佩戴固定矫治器8个月后，上下颌切牙排列完成。而后，在上颌切牙区粘接麻花丝进行保持（图8）。在侧方牙群替换期，佩戴上颌腭弓，用于保持间隙（图9）。观察所有恒牙萌出后的咬合状态均很稳定，Ⅰ期治疗结束（图10~图12）。

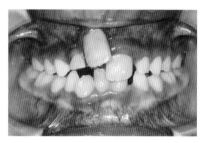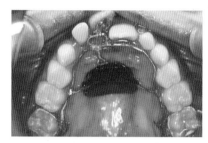

图5　佩戴腭弓式矫治器时

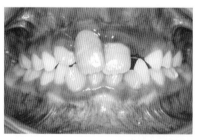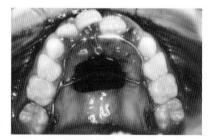

图6　佩戴腭弓式矫治器5个月（牵引结束后）

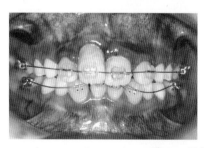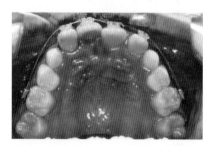

图7　佩戴固定矫治器

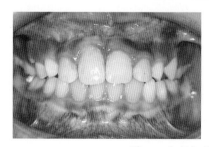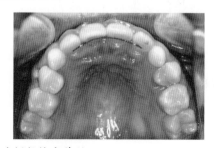

图8　上颌切牙舌侧粘接麻花丝

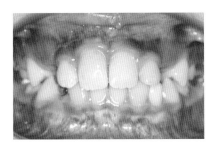
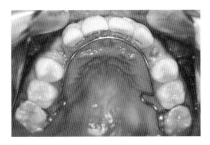

图 9　为保持间隙佩戴上颌腭弓时

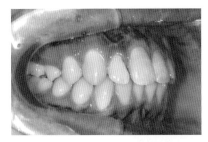
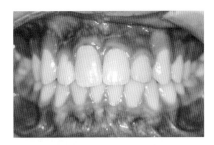
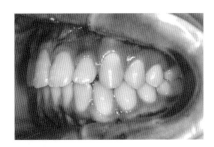
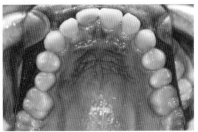
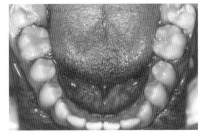

图 10　动态治疗结束时

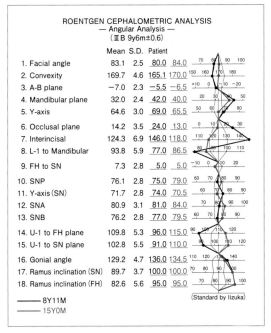

ROENTGEN CEPHALOMETRIC ANALYSIS
— Angular Analysis —
（ⅢB 9y6m±0.6）

	Mean	S.D.	Patient	
1. Facial angle	83.1	2.5	80.0 84.0	70 80 90 100
2. Convexity	169.7	4.6	165.1 170.0	150 160 170 180
3. A-B plane	−7.0	2.3	−5.5 −6.5	+10 0 −10 −20
4. Mandibular plane	32.0	2.4	42.0 40.0	20 30 40 50
5. Y-axis	64.6	3.0	69.0 65.5	50 60 70 80
6. Occlusal plane	14.2	3.5	24.0 13.0	0 10 20 30
7. Interincisal	124.3	6.9	146.0 118.0	110 120 130 140
8. L-1 to Mandibular	93.8	5.9	77.0 86.5	80 90 100 110
9. FH to SN	7.3	2.8	5.0 5.0	−10 0 10 20
10. SNP	76.1	2.8	75.0 79.0	60 70 80 90
11. Y-axis（SN）	71.7	2.8	74.0 70.5	60 70 80 90
12. SNA	80.9	3.1	81.0 84.0	70 80 90 100
13. SNB	76.2	2.8	77.0 79.5	60 70 80 90
14. U-1 to FH plane	109.8	5.3	96.0 115.0	100 110 120
15. U-1 to SN plane	102.8	5.5	91.0 110.0	90 100 110 120
16. Gonial angle	129.2	4.7	136.0 134.5	110 120 130 140
17. Ramus inclination (SN)	89.7	3.7	100.0 100.0	70 80 90 100
18. Ramus inclination (FH)	82.6	5.6	95.0 95.0	70 80 90 100

(Standard by Iizuka)

—— 8Y11M
—— 15Y0M

图 11　初诊时和动态治疗结束时的头影测量分析

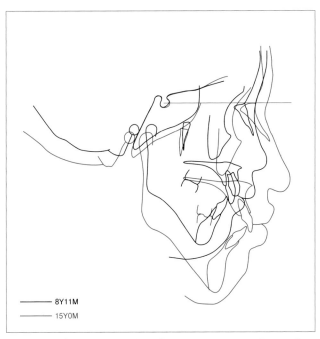

—— 8Y11M
—— 15Y0M

图 12　初诊时和动态治疗结束时头颅定位侧位片的重叠描记图

（阿部朗子，石川博之）

45

改善狭窄牙弓解决上颌前牙萌出间隙不足

关键词　上颌前牙萌出间隙不足　上下颌牙弓狭窄　拥挤

临床要点　本病例中，采用四眼圈簧扩弓器和下颌双眼圈簧扩弓器扩大牙弓。若采用四眼圈簧和双眼圈簧扩弓器只扩大磨牙区牙弓，易引起磨牙颊侧倾斜。因而在佩戴时，需在磨牙部牙冠施加舌侧转矩，防止磨牙颊侧倾斜。牙弓扩大后会发生急速缩小的情况，为防止该情况出现，扩大后需进行 3 个月左右的保持。为防止保持器嵌入黏膜，腭弓应离开黏膜 1~1.5mm。

● 病例概要及诊断

患者　9 岁 8 个月，女童。

主诉　上颌门牙萌出间隙不足。

一般检查　身高体重均小于标准范围，但健康状态良好。

颜面检查　正面观：面部左右对称性基本良好。侧面观：轻度凸面型，但嘴唇不突（图 1）。

口腔检查　磨牙关系因 6|6 未萌出而不明，乳磨牙末端平面关系双侧均为近中型。覆盖 +3.5mm，覆𬌗 +4.5mm，咬合略深。2|2 牙冠初萌，轻度深覆盖，上下颌牙弓狭窄伴拥挤，2|2 萌出间隙不足，下颌前牙拥挤。

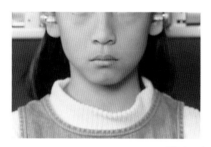
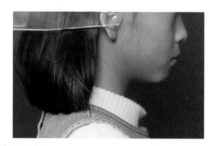

图 1　初诊时面像

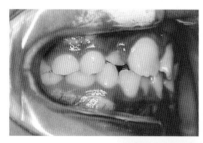
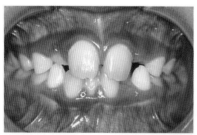
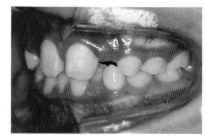
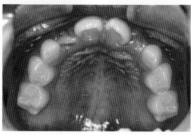
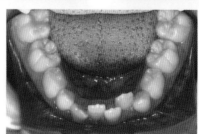

图 2　初诊时牙列及咬合状态

模型分析　已萌出恒牙的牙冠宽度：<u>1</u> 大于平均值加 2 个标准差，<u>26</u> 大于平均值加 1 个标准差。下颌牙弓长度、牙槽基底弓长度均在标准范围内。图中未示出，参照大坪不同年龄齿测评表（以下简称"大坪齿表"）判断该患儿上下颌牙弓较同龄人狭窄。

间隙分析：因上颌侧切牙未萌出而不明，用小野回归方程计算牙列拥挤度，下颌 1.6mm 拥挤（图 3）。

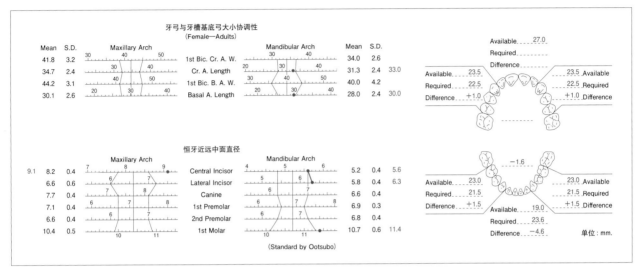

图 3　初诊时模型分析

全口牙位曲面体层片　恒牙数目未见异常，<u>6|6</u> 迟萌（图 4）。

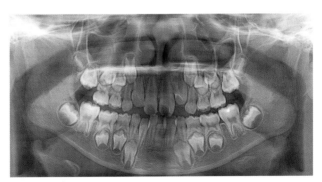

图 4　初诊时全口牙位曲面体层片

头颅定位 X 线片　骨性指标：SNA=80.5°，SNB=76.0°，SNP=74.5°，均在标准范围内。ANB=+4.5°，上下颌前后不协调。牙性指标：U-1-FH、U-1-SN 小于平均值减 1 个标准差，判断上颌前牙舌倾。L-1-MP 在标准范围内（图 8）。

诊断　上下颌牙弓狭窄伴上颌前牙萌出间隙不足及下颌前牙拥挤（乳磨牙末端平面关系近中型）。

● 治疗方案和过程

治疗方案和方法　治疗方案为改善上下颌牙弓狭窄，扩大上下颌前牙的萌出间隙和解除下颌前牙拥挤。在上颌佩戴四眼圈簧扩弓器，下颌佩戴双眼圈簧扩弓器扩展牙弓宽度，而后使用固定矫治器排列整平上下颌前牙。待恒牙替换完成后再进行诊断，必要时可用固定矫治器精细调整咬合。

治疗过程和结果　上颌佩戴四眼圈簧扩弓器，下颌佩戴双眼圈簧扩弓器扩展牙弓宽度（图5）。7个月后，前牙排列完成，上下颌佩戴固定矫治器（图6）。10个月后，去除固定矫治器（图7~图9）。随后，在上下颌佩戴腭弓及舌弓式间隙保持器，持续观察至第二磨牙萌出之前。今后将根据需要采用固定矫治器精细调整咬合。

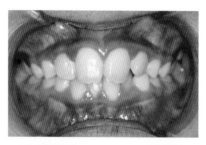

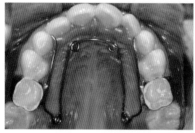
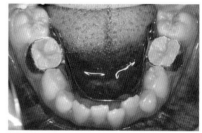

图 5　上颌佩戴四眼圈簧扩弓器，下颌佩戴双眼圈簧形扩弓器

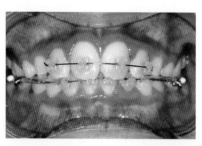

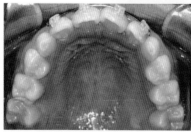
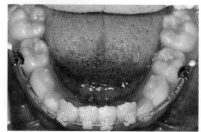

图 6　佩戴固定矫治器时

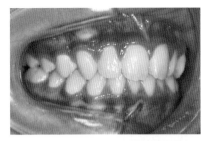 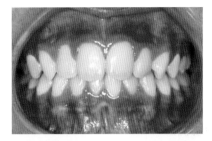 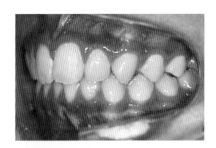

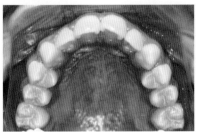 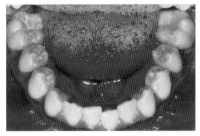

图 7　Ⅰ期治疗结束时

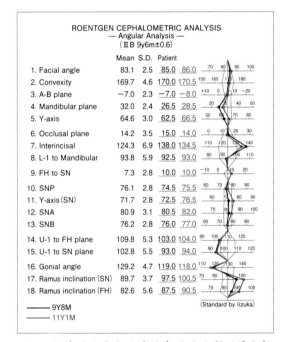

图 8　初诊时和Ⅰ期治疗结束时的头影测量分析

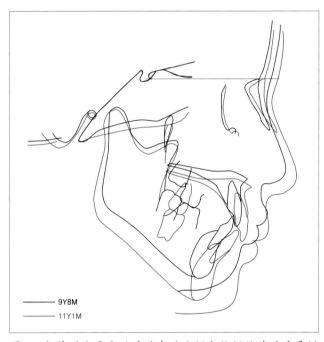

图 9　初诊时和Ⅰ期治疗结束时头颅定位侧位片的重叠描记图

（植木猛士，石川博之）

改善骨性不调消除上颌前牙萌出间隙不足

关键词　上颌前牙萌出间隙不足　骨性上颌前突　拥挤

临床要点　在混合牙列期，伴随骨性不调的前牙拥挤病例的治疗中，改善拥挤获得充分的萌出间隙和建立良好的上下颌关系是非常重要的。获得萌出间隙的方法有：①扩大牙弓；②磨牙远中移动；③分牙；④拔牙等。需根据病例具体情况选择适当的方法。本病例通过磨牙的远中移动获得间隙，解除前牙部的拥挤。此外，还同时采用抑制上颌生长发育和促进下颌生长发育的方法改善上下颌关系。

● 病例概要及诊断

患者　10 岁 4 个月，女童。

主诉　上颌前牙拥挤。

一般检查　身高体重均在标准范围，健康状态良好。

颜面检查　正面观：左右对称性良好。侧面观：凸面型，嘴唇突出且伴有紧张感（图 1）。

口腔检查　磨牙关系双侧均为安氏 II 类，乳磨牙末端平面关系右侧为近中型，覆盖 +5.0mm，覆𬌗 +3.0mm，3|3 处于初萌状态，但萌出间隙明显不足，预测 2|2 舌侧错位和 3|3 唇侧错位。上颌中线与面部中线一致，下颌中线偏左 1.0mm（图 2）。

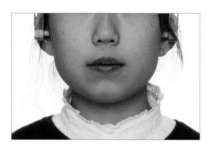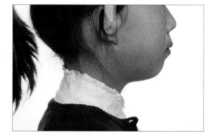

图 1　初诊时面像

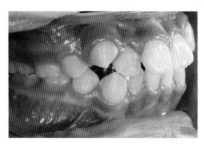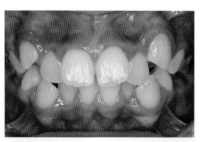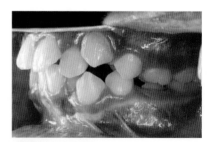

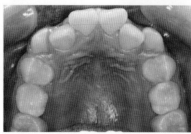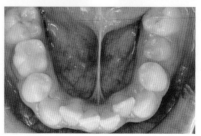

图 2　初诊时牙列及咬合状态

模型分析　已萌出恒牙的牙冠宽度：$\underline{1234}$ 与 $\overline{1234}$ 的牙冠宽度均大于平均值加 1 个标准差；特别是 $\underline{3}$、$\overline{24}$ 明显偏大。上下颌牙弓长度，牙槽基底弓长度均大于平均值加 1 个标准差。上下颌牙弓宽度、牙槽基底弓宽度均在标准范围内。

间隙分析：用小野回归方程计算牙列拥挤度，上颌 4.2mm 拥挤，下颌 1.6mm 拥挤（图 3）。

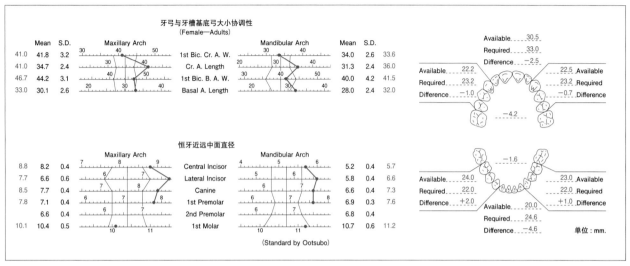

图 3　初诊时模型分析

全口牙位曲面体层片　$E|E$、$\overline{E|}$滞留，恒牙数目未见异常，$\underline{8|8}$ 牙胚未见（图 4）。

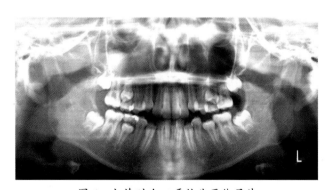

图 4　初诊时全口牙位曲面体层片

头颅定位 X 线片　骨性指标：SNA=77.8°，在标准范围内，SNB=72.6° 小于平均值减 1 个标准差。ANB=+5.2°，因此判断患者因下颌后缩而形成骨性上颌前突。牙性指标：U-1-FH、L-1-MP 均大于平均值加 1 个标准差，判断上下颌前牙均唇倾（图 7）。

诊断　前牙区拥挤伴骨性上颌前突（安氏 Ⅱ 类 1 分类）。

● 治疗方案和过程

治疗方案和方法 针对骨性上颌前突、萌出间隙不足的状况，设计以改善磨牙远中向关系及纠正深覆殆、深覆盖为目标的治疗方案。为使上颌双侧第一磨牙远中移动，佩戴头帽式口外弓，单侧牵引力大小约500g，矫治时间约为每天10h以上。

治疗过程和结果 上颌佩戴头帽式口外弓（图5），随着磨牙的远中移动，前牙区拥挤解除，U-1-FH 从115.4° 变成110.5°，覆盖改善至3.0mm。由于磨牙的远中移动及萌出，覆殆变小为2.0mm。10个月后磨牙关系改变为安氏 I 类，故停止使用头帽式口外弓（图6~图8）。随后，佩戴保持器行暂时保持，同时持续观察直到所有恒牙替换完成。恒牙替换完成后再次进行诊断，计划采用固定矫治器精细调整上下颌牙列及咬合关系。

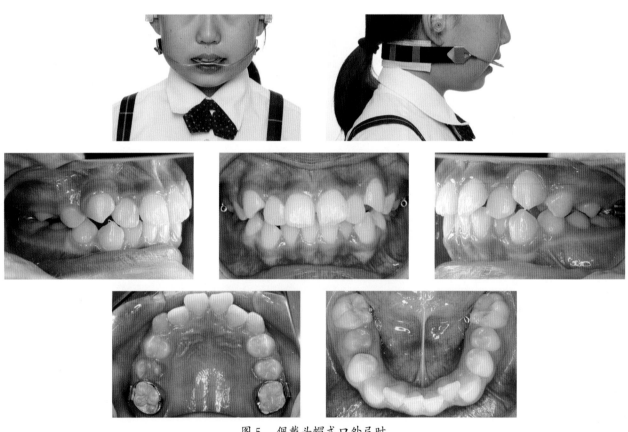

图 5　佩戴头帽式口外弓时

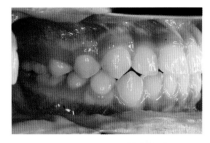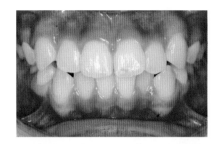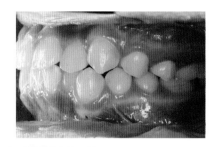

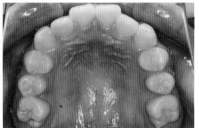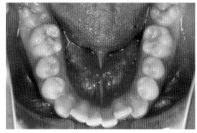

图 6　Ⅰ期治疗结束时

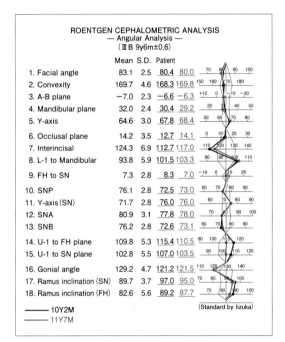

图 7　初诊时和Ⅰ期治疗结束时的头影测量分析

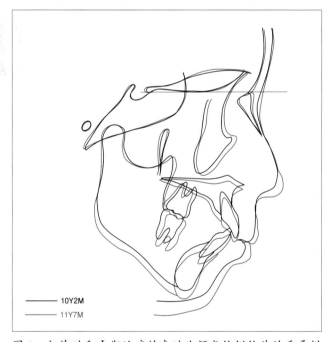

图 8　初诊时和Ⅰ期治疗结束时头颅定位侧位片的重叠描记图

（丹澤　豪，槇　宏太郎）

上颌侧切牙唇侧移动改善拥挤

关键词 上颌侧切牙舌侧错位 拥挤 反𬌗

临床要点 因上颌牙弓狭窄和牙冠宽度过大或上颌发育不全等原因导致上颌前牙区的萌出间隙不足，有时会出现侧切牙舌侧萌出，呈反𬌗。这可能会成为下颌运动及下颌发育的障碍，最好尽早改善。混合牙列期较容易获得萌出间隙，如采用乳牙调𬌗，牙列的前方、侧方或后方扩大等方法均可获得良好的效果。在本病例中，由于患者之前存在乳牙反𬌗，故采取了前方扩大，但需要向哪个方向扩大，应结合病例的具体情况而定。

● 病例概要及诊断

患者 9岁，女童。

主诉 侧切牙反𬌗。

一般检查 身高体重都在标准范围，健康状态良好；有乳牙反𬌗病史，前牙替牙时中切牙覆盖正常。

颜面检查 正面观：面部对称性基本良好。侧面观：上唇略突出，并伴有颏（下颌）后退（图1）。

口腔检查 磨牙关系双侧均为安氏Ⅱ类，乳磨牙末端平面关系双侧均为垂直型。上颌 1|1 间间隙大，2|2 舌侧错位，呈反𬌗（图2）。

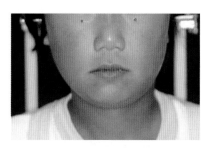
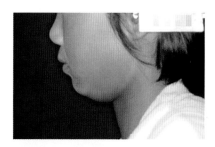

图1 初诊时面像

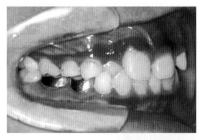
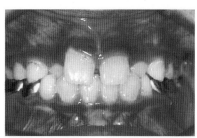
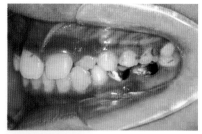
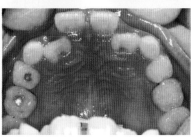
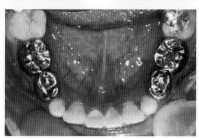

图2 初诊时牙列及咬合状态

模型分析　已萌出恒牙的牙冠宽度：<u>2</u>牙冠宽度大于平均值加 2 个标准差；其他均在标准范围内。上下颌牙弓宽度和牙槽基底弓宽度均在标准范围内。

　　间隙分析：用小野回归方程计算牙列拥挤度，上颌 1.3mm 拥挤，下颌剩余 7.6mm 间隙（图 3）。

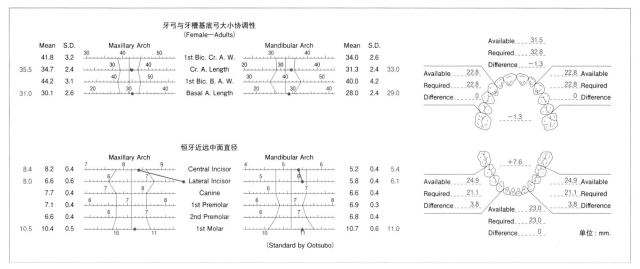

图 3　初诊时模型分析

全口牙位曲面体层片　上颌正中部可见埋伏倒置多生牙，<u>4</u>疑似发育不全（图 4）。

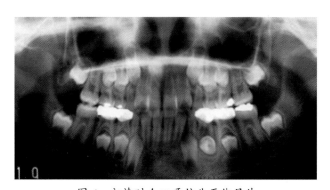

图 4　初诊时全口牙位曲面体层片

头颅定位 X 线片　骨性指标：SNA=80.0°，SNB=75.0°，在标准范围内，上下颌骨前后关系正常。下颌角、下颌平面角均小于平均值减 1 个标准差，存在骨性反𬌗倾向。牙性指标：U–1–FH、U–1–SN 均在标准范围内；L–1–MP 大于平均值加 1 个标准差，下颌前牙唇倾（图 8）。

诊断　上颌前牙区严重拥挤病例（安氏Ⅱ类）。

● 治疗方案和过程

治疗方案和方法 治疗方案为 1|1 近中移动关闭间隙及 2|2 唇侧移动改善拥挤。 1|1 近中移动关闭间隙可通过固定矫治器实现，唇侧移动 2|2 以扩展前牙弓可通过佩戴改良腭弓矫治器实现。正中埋伏多生牙在 1|1 根尖闭合后拔除。在计划改善磨牙关系时，由于乳磨牙末端平面关系为垂直型，并且下颌牙列存在约 7mm 间隙，考虑到侧方牙群替换时可通过 6|6 近中移动得到改善，故决定在侧方牙群替换后再诊断。

治疗过程和结果 在 1|1 上粘接固定矫治器以关闭正中间隙，在 E|E 上粘接改良腭弓矫治器，唇侧移动 2|2（图 5），治疗约 4 个月后上颌前牙区拥挤得到改善。之后，在 10 岁 2 个月时拔除正中埋伏多生牙（图 6）。侧方牙群替换后，观察到上下颌前牙区仍突出，经再次诊断，决定拔除 4|4 与 4|4，采用固定矫治器内收上下颌前牙，改善面部容貌。

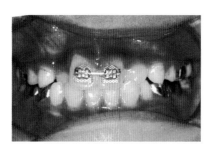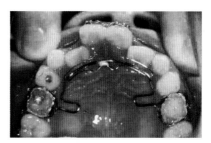

图 5　佩戴固定矫治器和改良腭弓矫治器时

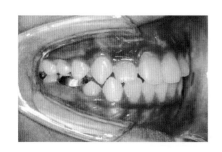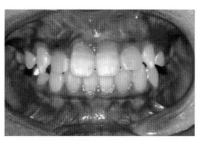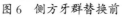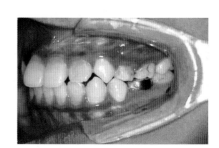

图 6　侧方牙群替换前

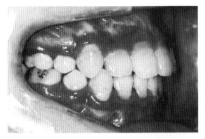
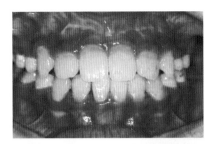
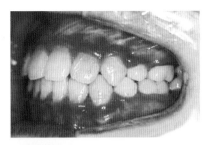
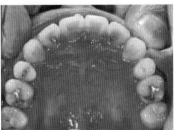
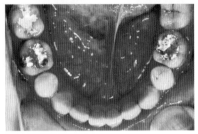

图 7 动态治疗结束时

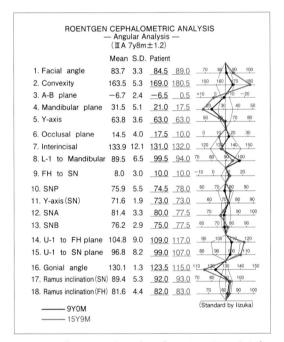

图 8 初诊时和动态治疗结束时的头影测量分析

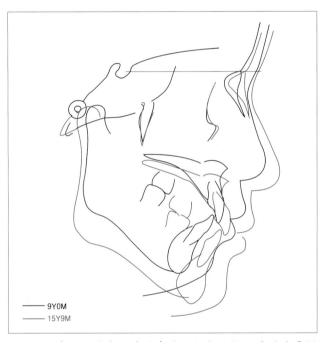

图 9 初诊时和动态治疗结束时头颅定位侧位片的重叠描记图

（近藤高正，後藤滋巳）

磨牙远中移动消除上颌侧方牙群萌出间隙不足

关键词　上颌侧切牙舌侧错位　上颌侧方牙群萌出间隙不足

临床要点　在本病例中，通过磨牙远中移动获取间隙，改善上颌侧方牙群萌出间隙不足的情况。如果处于混合牙列期，第一磨牙的远中移动较为容易。侧方牙群存在萌出间隙不足需早期治疗，但同时应注意第二磨牙的萌出状况。此外，由于磨牙的远中移动易抬高咬合。因而在治疗浅覆𬌗或面型为骨性长面型的病例时，需注意防止前牙发生开𬌗。

● 病例概要及诊断

患者　9 岁 10 个月，男童。

主诉　2| 舌侧错位。

一般检查　身高体重都在标准范围，健康状态良好。

颜面检查　正面观：面部左右对称性基本良好。侧面观：凸面型，上唇部稍突出（图 1）。

口腔检查　磨牙关系双侧均为安氏 II 类，乳磨牙末端平面关系双侧均为垂直型，覆盖 +2.5mm，覆𬌗 +3.5mm。上颌存在明显萌出间隙不足，2| 与 32| 呈反𬌗。另外，3|3 唇侧高位萌出（图 2）。

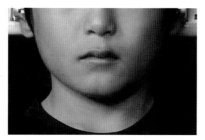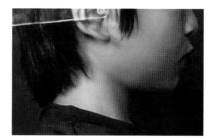

图 1　初诊时面像

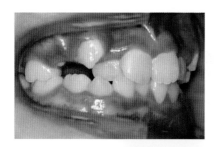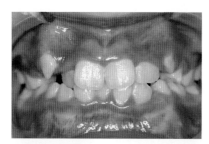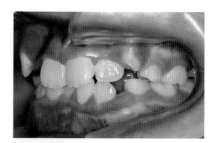

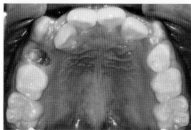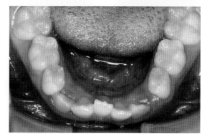

图 2　初诊时牙列及咬合状态

模型分析　已萌出恒牙的牙冠宽度均在标准范围内。牙弓长度：上颌小于平均值减 1 个标准差，下颌在标准范围内。

　　间隙分析：用小野回归方程计算牙列拥挤度，上颌 4.0mm 拥挤（图 3）。

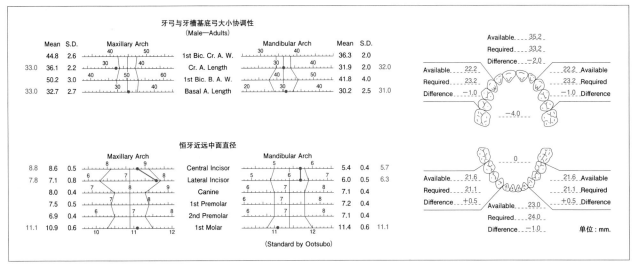

图 3　初诊时模型分析

全口牙位曲面体层片　恒牙数目未见异常（图 4）。

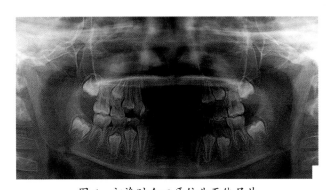

图 4　初诊时全口牙位曲面体层片

头颅定位 X 线片　骨性指标：SNA=80.0，SNB=76.5，均在标准范围内。ANB=+3.5，上下颌前后不协调。下颌平面角小于平均值减 2 个标准差。牙性指标：U-1-FH、U-1-SN 均小于平均值减 1 个标准差，判断上颌前牙舌倾（图 10）。

诊断　牙齿和牙槽基底大小不协调导致上下颌前牙区拥挤伴 2|、32| 反𬌗病例（安氏 Ⅱ 类）。

● 治疗方案和过程

治疗方案和方法　治疗方案为通过磨牙远中移动改善上颌前牙萌出间隙不足，唇侧移动 2| 以改善反𬌗。为解决上颌萌出间隙不足的问题，采用 DELA（distal extention lingual arch）远中移动 6|6 的同时，在腭弓上焊接双曲舌簧唇侧移动 2|，改善反𬌗。在恒牙列萌出完成后，可通过固定矫治器精细调整咬合。

治疗过程和结果　上颌佩戴焊接双曲舌簧的 DELA（图 5）。治疗 5 个月后，2| 唇倾从而改善反𬌗，6|6 远中移动良好（图 6）。在 6|6 远中移动完成后（图 7），佩戴腭弓式间隙保持器维持间隙（图 8）。而后，观察侧方牙群的自然替换情况（图 9~ 图 11），采用固定矫治器实现上下颌非拔牙的咬合调整。

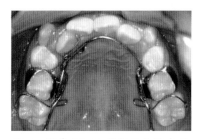 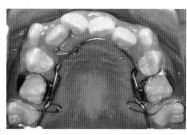 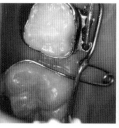 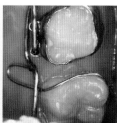

图 5　佩戴 DELA 推磨牙向远中时　　　　　　图 6　佩戴 DELA 推磨牙向远中 5 个月后

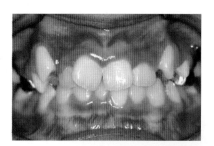 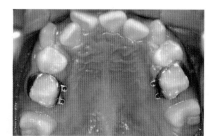

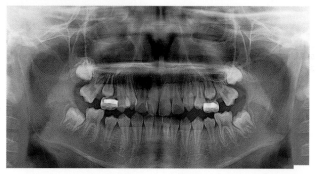

图 7　佩戴 DELA 推磨牙向远中 11 个月后（推磨牙向远中结束）

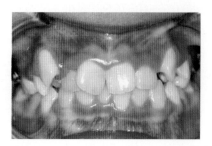 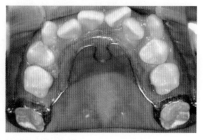

图 8　佩戴腭弓式间隙保持器时

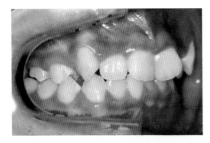
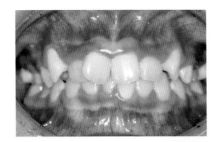
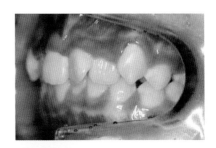
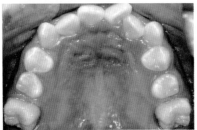
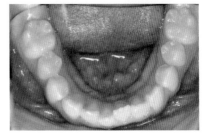

图9 Ⅰ期治疗结束时

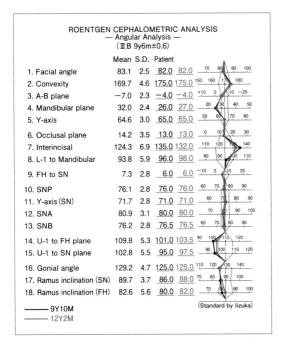

ROENTGEN CEPHALOMETRIC ANALYSIS
— Angular Analysis —
（ⅢB 9y6m±0.6）

	Mean	S.D.	Patient	
1. Facial angle	83.1	2.5	82.0	82.0
2. Convexity	169.7	4.6	175.0	175.0
3. A-B plane	−7.0	2.3	−4.0	−4.0
4. Mandibular plane	32.0	2.4	26.0	27.0
5. Y-axis	64.6	3.0	65.0	65.0
6. Occlusal plane	14.2	3.5	13.0	13.0
7. Interincisal	124.3	6.9	135.0	132.0
8. L-1 to Mandibular	93.8	5.9	96.0	98.0
9. FH to SN	7.3	2.8	6.0	6.0
10. SNP	76.1	2.8	76.0	76.0
11. Y-axis(SN)	71.7	2.8	71.0	71.0
12. SNA	80.9	3.1	80.0	80.0
13. SNB	76.2	2.8	76.5	76.5
14. U-1 to FH plane	109.8	5.3	101.0	103.5
15. U-1 to SN plane	102.8	5.5	95.0	97.5
16. Gonial angle	129.2	4.7	125.0	125.0
17. Ramus inclination (SN)	89.7	3.7	86.0	88.0
18. Ramus inclination (FH)	82.6	5.6	80.0	82.0

—— 9Y10M
—— 12Y2M

（Standard by Iizuka）

图10 初诊时和Ⅰ期治疗结束时的头影测量分析

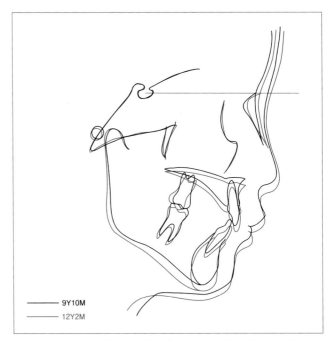

—— 9Y10M
—— 12Y2M

图11 初诊时和Ⅰ期治疗结束时头颅定位侧位片的重叠描记图

（吉田智治，石川博之）

61

改善上颌侧切牙舌侧错位解除早接触

关键词　上颌侧切牙舌侧错位　早接触　正中开𬌗　推簧

临床要点　上颌侧切牙的舌侧错位多由早接触引起。在此情况下，下颌可能存在偏移，特别是发生在生长期的早接触可能会引发开闭口运动路径改变以及下颌生长发育障碍等，因而在临床检查时确认有无早接触很重要。

● 病例概要及诊断

患者　10岁1个月，女童。

主诉　上颌前牙错位。

一般检查　身高体重都在标准范围，健康状态良好。

颜面检查　正面观：下颌偏右。侧面观：上唇部稍突出，下颌后缩（图1）。

口腔检查　磨牙关系双侧均为安氏Ⅱ类，乳磨牙末端平面关系双侧均为近中型，覆盖 +5.5mm，覆𬌗 +3.0mm。⌊2 舌侧错位，⌊2、2C⌉ 呈反𬌗，1⌋1 间存在间隙，面部中线与 1⌋ 近中一致，下颌中线也与之吻合。⌊2 和 2⌋ 存在早接触，下颌偏右，预计早接触解除后可改善面部对称性（图2）。

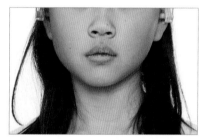
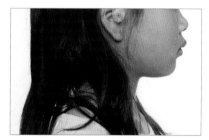

图1　初诊时面像

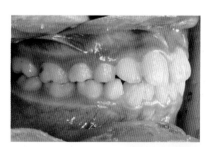
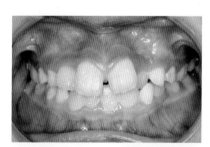
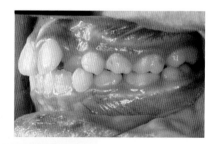
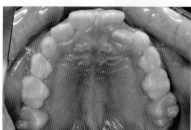
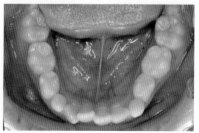

图2　初诊时牙列及咬合状态

模型分析　已萌出恒牙的牙冠宽度：126、12 大于平均值加 1 个标准差，特别是 2 大于平均值加 2 个标准差。上下颌牙弓长度小于平均值减 1 个标准差，上下颌牙槽基底弓长度大于平均值加 2 个标准差。

　　间隙分析：用小野回归方程计算牙列拥挤度，上颌 0.4mm 拥挤，下颌剩余 3.0mm 间隙（图 3）。

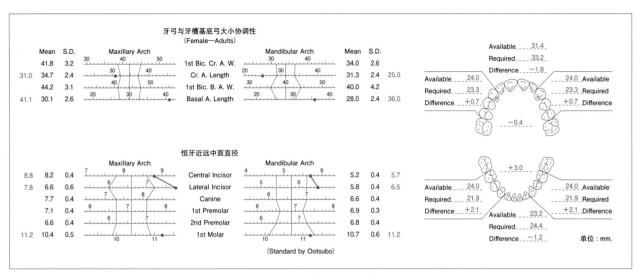

图 3　初诊时模型分析

全口牙位曲面体层片　恒牙数目未见异常，未发现 8|8、8|8 牙胚（图 4）。

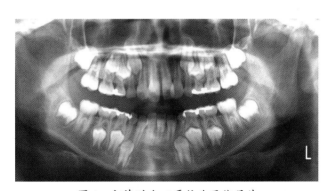

图 4　初诊时全口牙位曲面体层片

头颅定位 X 线片　骨性指标：SNA=86.3°，SNB=80.9°，大于平均值加 1 个标准差。ANB=+5.4°，上下颌前后向不调。而下颌角、下颌平面角均小于平均值减 1 个标准差，判断骨性上颌前突，深覆盖、深覆𬌗倾向。牙性指标：U-1- FH、U-1-SN、L-1-MP 均大于平均值加 1 个标准差，判断上下颌前牙唇倾（图 10）。

诊断　|2 舌侧错位导致早接触的上颌前牙部拥挤病例（安氏 I 类）。

● 治疗方案和过程

治疗方案和方法　治疗方案包括关闭上颌前牙正中间隙，使 2‾ 获得足够间隙并排齐。利用片段弓矫治技术关闭上颌前牙正中间隙，2‾ 获得间隙后排齐，而后持续观察，必要时控制下颌的生长。

治疗过程和结果　在 EC21‾|12CE 上粘接托槽及颊面管，首先采用片段弓矫治技术进行治疗。为了使 2‾ 获得足够间隙并且同时关闭正中间隙，在 1C‾ 上使用推簧（图5、图6）。而后，利用弓丝使 2‾ 唇倾，片段弓治疗4个月后，侧切牙覆盖得到改善，下颌右侧偏斜也有所改善(图7)。在前牙区排齐整平后（图8），去除矫治器。上颌佩戴保持器2年。观察侧方牙群的替换情况，必要时通过固定矫治器排齐整平牙列。

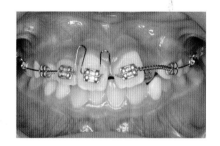
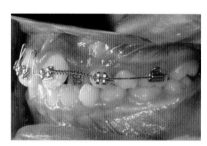
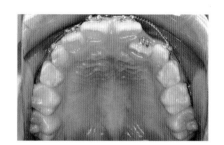

图 5　佩戴片断弓时

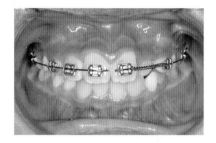
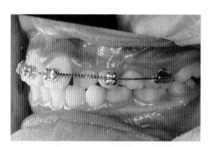
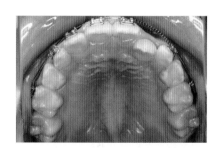

图 6　正中间隙关闭

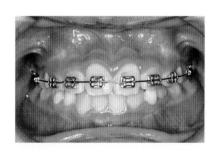
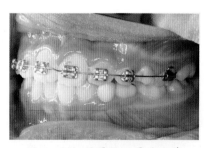
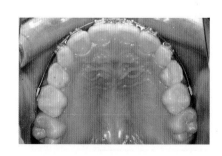

图 7　侧切牙覆𬌗、覆盖改善

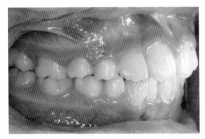
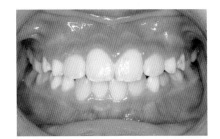
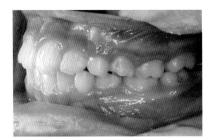
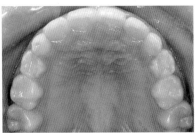
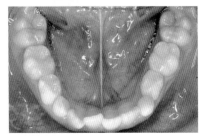

图 8　Ⅰ期治疗结束时

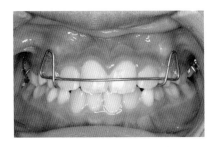
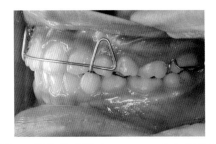
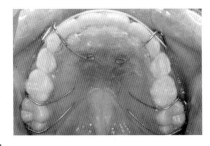

图 9　佩戴临时性（Tempo Rally）保持器

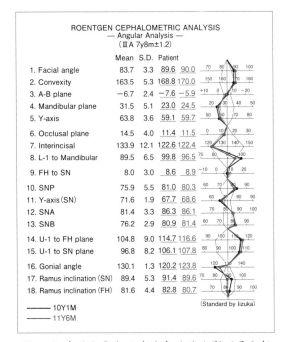

ROENTGEN CEPHALOMETRIC ANALYSIS — Angular Analysis — （ⅢA 7y8m±1.2）	Mean	S.D.	Patient	
1. Facial angle	83.7	3.3	89.6	90.0
2. Convexity	163.5	5.3	168.8	170.0
3. A-B plane	−6.7	2.4	−7.6	−5.9
4. Mandibular plane	31.5	5.1	23.0	24.5
5. Y-axis	63.8	3.6	59.1	59.7
6. Occlusal plane	14.5	4.0	11.4	11.5
7. Interincisal	133.9	12.1	122.6	122.4
8. L-1 to Mandibular	89.5	6.5	99.8	96.5
9. FH to SN	8.0	3.0	8.6	8.9
10. SNP	75.9	5.5	81.0	80.3
11. Y-axis（SN）	71.6	1.9	67.7	68.6
12. SNA	81.4	3.3	86.3	86.1
13. SNB	76.2	2.9	80.9	81.4
14. U-1 to FH plane	104.8	9.0	114.7	116.6
15. U-1 to SN plane	96.8	8.2	106.1	107.8
16. Gonial angle	130.1	1.3	120.2	123.8
17. Ramus inclination (SN)	89.4	5.3	91.4	89.6
18. Ramus inclination (FH)	81.6	4.4	82.8	80.7

—— 10Y1M
—— 11Y6M
(Standard by Iizuka)

图 10　初诊时和Ⅰ期治疗结束时的头影测量分析

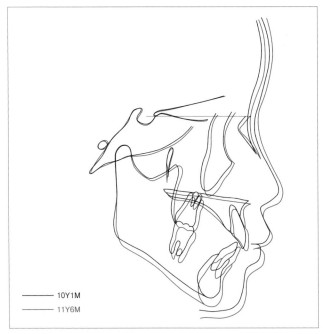

—— 10Y1M
—— 11Y6M

图 11　初诊时和Ⅰ期治疗结束时头颅定位侧位片的重叠描记图

（新　真紀子，槙　宏太郎）

65

拔除埋伏多生牙缓解或消除恒牙萌出间隙不足

关键词　多个埋伏多生牙　CBCT 影像学诊断　萌出间隙不足

临床要点　初诊时拍摄全口牙位曲面体层片对确定牙齿数目异常十分重要。在该病例中，虽可通过全口牙位曲面体层片和殆翼片判断多生牙的存在，但对牙胚实际位置关系的把握是很困难的，此时拍摄 CBCT 即可获得较为准确的牙胚位置信息。

● 病例概要和诊断

患者　7 岁 1 个月，女童。

主诉　6|6 近中移位导致 E| 早期丧失。

一般情况　身高体重均在标准范围内，健康状态良好。

颜面检查　正面观：面部左右对称性基本良好。侧面观：直面型（图 1）。

口内检查　磨牙关系双侧均为安氏 Ⅱ 类关系，乳磨牙末端平面关系双侧均为近中型，覆盖 +1.0mm，覆殆 +1.0mm。因 6| 近中错位萌出导致 E| 损坏，故拔除 E|。同时，|6 萌出异常导致|E 近中倾斜松动。上下颌中线与面中线基本一致（图 2）。

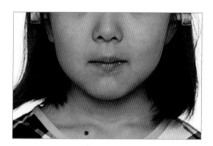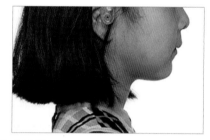

图 1　初诊时面像

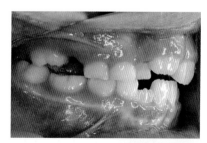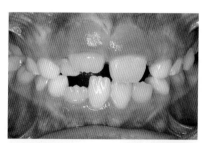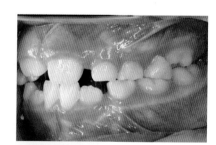

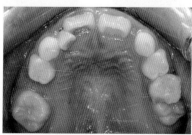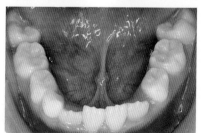

图 2　初诊时牙列及咬合状态

模型分析　已萌出恒牙的牙冠宽度均在标准范围内。上下颌牙槽基底弓长度均大于平均值加 1 个标准差。

　　间隙分析：因上颌侧切牙未萌出而无法确定其牙冠宽度，用小野回归方程计算牙列拥挤度，下颌 3.9mm 拥挤。由于 6|6 近中错位萌出，可预测上颌牙列萌出间隙不足（图 3）。

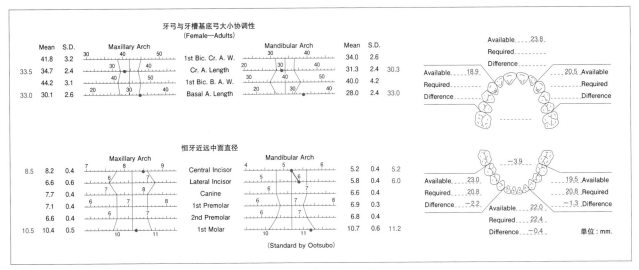

图 3　初诊时模型分析

全口牙位曲面体层片与𬌗翼 X 线片　全口牙位曲面体层片示由于 6|6 近中错位萌出，使 |E 远中牙根吸收。此外，上前牙区存在两颗埋伏多生牙与 1|1 部分影像重叠，图像不清晰。在𬌗翼片中发现重叠的两颗多生牙倒置（图 4），但与 1|1 的三维位置关系未知。

锥形束 CT　两颗多生牙均非常接近 1|1 的牙根（图 5）。

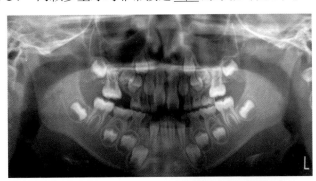

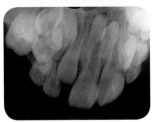

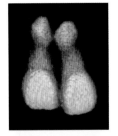

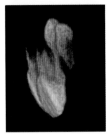

图 4　初诊时全口牙位曲面体层片与𬌗翼 X 线片

图 5　初诊时锥形束 CT 图像

头颅定位 X 线片　骨性指标：SNA=74.6°，小于平均值减 2 个标准差。SNB=68.3° 小于平均值减 3 个标准差。ANB=+6.3°，可判断上颌骨略突出于下颌骨。牙性指标：U-1-SN 小于平均值减 2 个标准差，上颌前牙舌倾（图 9）。

诊断　伴上颌 2 颗倒置埋伏多生牙，6|6 近中错位萌出，预计后续恒牙萌出间隙不足的骨性 I 类病例（安氏 II 类）。

● 治疗方案和过程

治疗方案和方法 与儿童口腔科会诊后，决定拔除倒置的埋伏多生牙，待拔牙创愈后拔除 ⌴E 。同时，使用带有螺旋弓扩大器的活动矫治器推磨牙向远中，将此作为改善 6⌴6 近中错位萌出的治疗方案。待 6⌴6 远中移动结束后，佩戴上颌腭弓以稳定 6⌴6 ，并进行间隙保持，待恒牙替换完成后再进行诊断，必要时使用固定矫治器排齐整平牙列。

治疗过程和结果 拔除埋伏倒置多生牙，待 3 个月愈合后，拔除 ⌴E ，在上颌佩戴带有螺旋弓扩大器的活动矫治器，推 6⌴6 向远中移动（图 6）。在整个推磨牙向远中的过程中，活动矫治器因 6⌴6 的不断萌出而进行了数次重新制作（图 7）。治疗 8 个月后，再次尝试推 6⌴6 向远中移动，但此时 7⌴7 牙胚已阻挡无法继续移动 6⌴6 。因此，采用腭弓式间隙保持器维持（图 8~图 10）。佩戴腭弓式间隙保持器 3 个月后，咬合稳定。随后定期复查，在恒牙替换完成后进行再次诊断，考虑是否需要拔牙矫治。

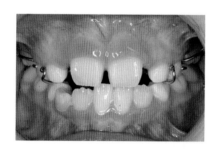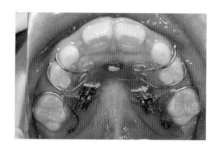

图 6　佩戴活动矫治器时

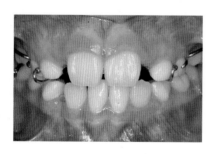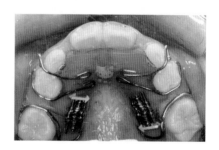

图 7　通过佩戴活动矫治器推 6⌴6 向远中

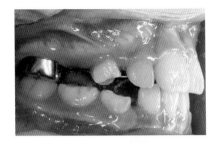
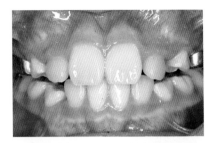
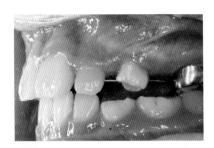
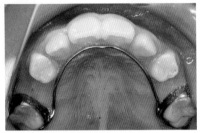
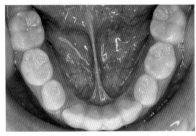

图 8　佩戴腭弓式间隙保持器

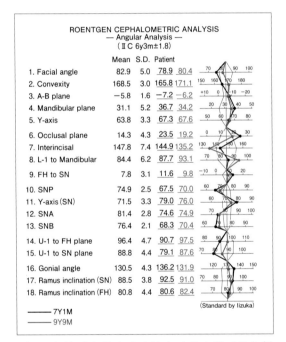

图 9　初诊时和Ⅰ期治疗结束时的头影测量分析

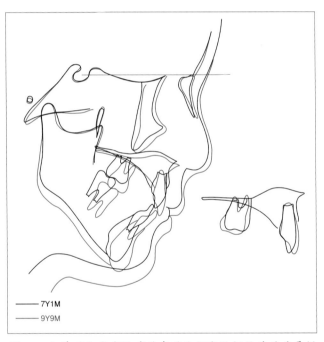

图 10　初诊时和Ⅰ期治疗结束时头颅定位侧位片的重叠描记图

（友安洋子，槇　宏太郎）

破除口腔不良习惯改善开𬌗

关键词 吮指习惯 吐舌习惯 开𬌗 舌训练板 MFT

临床要点 吮指习惯、吐舌习惯、异常吞咽习惯等口腔不良习惯是造成不良咬合的主要原因之一，不良习惯的破除对整个矫治的顺利进行非常重要。在治疗与口腔不良习惯相关的错𬌗畸形时，对于年龄尚小的患者，应优先破除口腔不良习惯，但这需要一定的时间和毅力，应做好长期治疗的心理准备。在本病例中，采用生物反馈原理为特点的舌训练板进行肌功能训练。

● 病例概要和诊断

患者 7岁7个月，女童。

主诉 开𬌗。

一般情况 身高体重均在标准范围内，健康状态良好。

颜面检查 正面观：面部左右对称性良好。侧面观：E线良好，但存在下唇外翻（图1）。

口腔检查 磨牙关系双侧均为安氏Ⅰ类，乳磨牙末端平面关系双侧均为近中型，可观察到4mm开𬌗，下颌牙列呈反Spee曲线，磨牙覆盖较浅。可判断患儿有吮指习惯、安静时舌前伸及吐舌吞咽这三种口腔不良习惯（图2）。

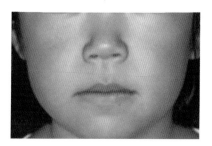
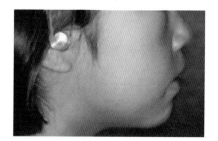

图1 初诊时面像

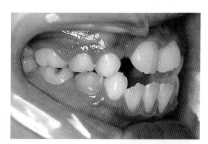
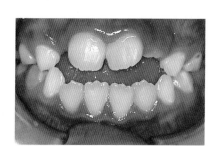
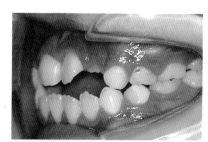
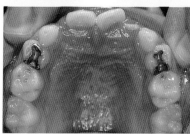
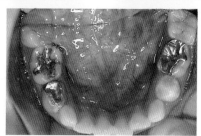

图2 初诊时牙列及咬合状态

模型分析 已萌出恒牙的牙冠宽度：$\overline{16}$、$\overline{124}$ 的牙冠宽度大于平均值加 1 个标准差，特别是 $\overline{1}$、$\overline{14}$ 牙冠宽度大于平均值加 2 个标准差。下颌牙弓长度、牙槽基底弓长度均大于平均值加 2 个标准差。牙弓形态，上下颌牙弓呈方圆形。

间隙分析：上颌因侧切牙未萌出而无法确定，用小野回归方程计算拥挤度，下颌剩余 2.8mm 间隙（图 3）。

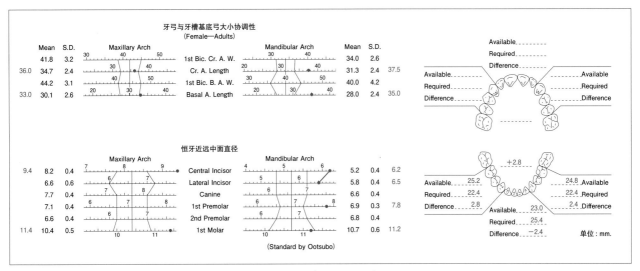

图 3 初诊时模型分析

全口牙位曲面体层片 $\boxed{E}$ 根分叉可见透射影，疑似存在病灶，但其继承恒牙牙胚的形态、骨内的位置和方向等均无异常；除 $\overline{8|8}$、$\overline{8|8}$ 外，未发现牙齿数量不足（图 4）。

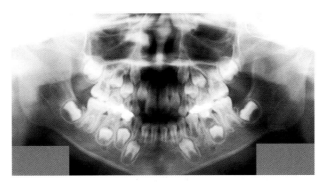

图 4 初诊时全口牙位曲面体层片

头颅定位 X 线片 骨性指标：SNA=79.4°，SNB=74.8°，在标准范围内，上下颌前后向关系正常。虽然没有在图中示出，但是在距离测量中下面高和全面高均大于平均值加 1 个标准差，随着下面部高度的增大，面部高度明显增加。牙性指标：L-1-MP 及𬌗平面角（Occlusal plane）大于平均值加 1 个标准差，可以观察到下颌前牙的唇倾和咬合平面的较大倾斜（图 8）。另外，虽然没有在图中示出，但在距离测量中 Mo-Mi 大于平均值加 1 个标准差，也可判断下颌磨牙高位。

诊断 伴有吮指及吐舌不良习惯的开𬌗病例（安氏Ⅰ类）。

● 治疗方案和过程

治疗方案和方法 通过破除吮指及吐舌不良习惯消除前牙部的异常力量，通过内收上下颌前牙纠正前突改善开𬌗，通过上颌牙弓前方和侧方扩展解决萌出间隙不足的问题。通过使用舌训练板和肌功能训练破除吮指及吐舌不良习惯，上下颌切牙的伸长及内收采用固定矫治器进行。另外，上颌牙弓的前方和侧方扩大采用腭弓矫治器完成。

治疗过程与结果 从7岁9个月时开始使用舌训练板进行肌功能训练。患者有一定程度的吮指及吐舌不良习惯，矫治器频繁脱落会降低患者的佩戴欲望，为了避免发生这种情况，添加球形卡环固位（图5）。之后，舌训练板不再脱落时可去除球形卡环，去除边缘树脂减小固位力，逐渐调整使其对轻微的伸舌习惯反应灵敏，容易脱落。肌功能训练也依次升级。治疗1年2个月后，口腔不良习惯基本破除。由于上下颌前牙的伸长及内收获得 + 2.0mm 覆𬌗，此时Ⅰ期治疗结束（图6）。2个月后，开始使用腭弓进行上颌牙弓的前方和侧方扩展。之后，根据侧方牙群的替换情况，通过固定矫治器排齐整平牙列，用时2年1个月，结束动态治疗（图7~图9）。保持1年后，咬合状态基本稳定。

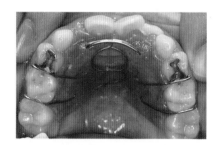

图5 佩戴上颌舌训练板时

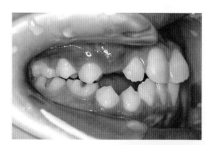
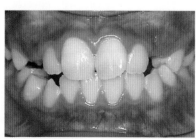
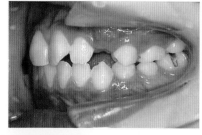
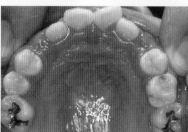
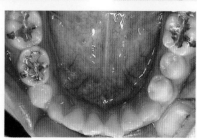

图6 Ⅰ期治疗结束时

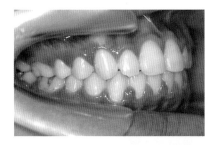
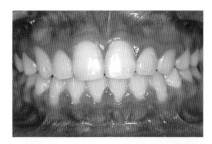
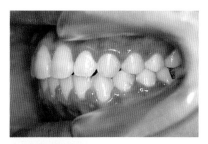
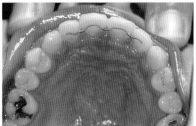
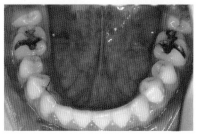

图 7　动态治疗结束时

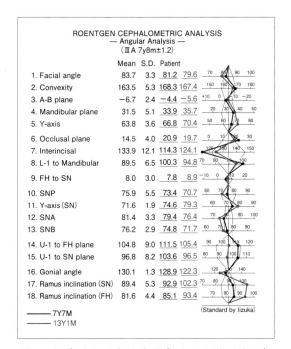

ROENTGEN CEPHALOMETRIC ANALYSIS
— Angular Analysis —
（ⅢA 7y8m±1.2）

	Mean	S.D.	Patient	
1. Facial angle	83.7	3.3	81.2	79.6
2. Convexity	163.5	5.3	168.3	167.4
3. A-B plane	−6.7	2.4	−4.4	−5.6
4. Mandibular plane	31.5	5.1	33.9	35.7
5. Y-axis	63.8	3.6	66.8	70.4
6. Occlusal plane	14.5	4.0	20.9	19.7
7. Interincisal	133.9	12.1	114.3	124.1
8. L-1 to Mandibular	89.5	6.5	100.3	94.8
9. FH to SN	8.0	3.0	7.8	8.9
10. SNP	75.9	5.5	73.4	70.7
11. Y-axis（SN）	71.6	1.9	74.6	79.3
12. SNA	81.4	3.3	79.4	76.4
13. SNB	76.2	2.9	74.8	71.7
14. U-1 to FH plane	104.8	9.0	111.5	105.4
15. U-1 to SN plane	96.8	8.2	103.6	96.5
16. Gonial angle	130.1	1.3	128.9	122.3
17. Ramus inclination (SN)	89.4	5.3	92.9	102.3
18. Ramus inclination (FH)	81.6	4.4	85.1	93.4

—— 7Y7M
—— 13Y1M

(Standard by Iizuka)

图 8　初诊时和动态治疗结束时的头影测量分析

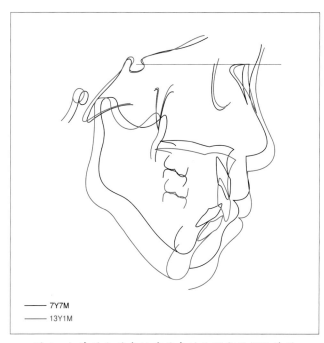

—— 7Y7M
—— 13Y1M

图 9　初诊时和动态治疗结束时头颅定位侧位片的
重叠描记图

（不破祐司，後藤滋巳）

73

破除口腔不良习惯改善开𬌗

关键词 吮指习惯 吐舌习惯 开𬌗 上颌牙弓狭窄 前庭盾 口唇肌功能训练器 肌功能治疗
舌系带切除术

临床要点 开𬌗的原因很多，比如吮指习惯、张口呼吸、吐舌习惯等。患者本人的依从性对于治疗很重要。与处理形态学问题相比，处理肌功能训练等功能性问题更需要患者与其监护人高度配合，如果不能立即得到患者的配合，可等待数月至数年，直至患者的配合度增加后再进行治疗。在本病例中，虽然进行了 MFT 和舌系带切除，但是必须要有针对患者个体和环境的个性化治疗方案。

● 病例概要和诊断

患者 7 岁 1 个月，女童。

主诉 吮指不良习惯和前牙区拥挤。

一般情况 身高体重均在标准范围内，健康状态良好。左手拇指可见吮指痕迹，有口呼吸习惯。

颜面检查 正面观：面部左右对称性基本良好。侧面观：凸面型，下颌轻度后缩（图 1）。

口腔检查 磨牙关系双侧均为安氏 I 类，乳磨牙末端平面关系双侧均为近中型，覆盖 0mm，覆𬌗 –1.0mm，6| 和 |6 的早接触使下颌向左前方咬合。舌系带短小，可观察到吐舌吞咽习惯（图 2）。

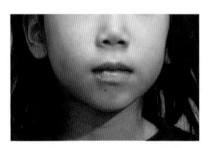
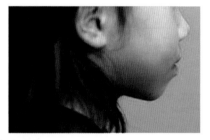

图 1 初诊时面像

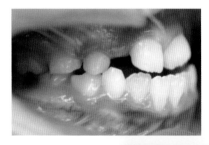
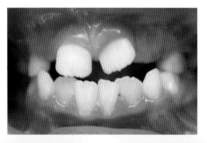
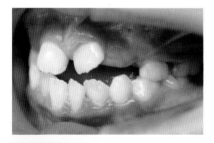
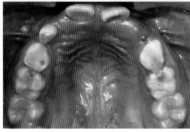
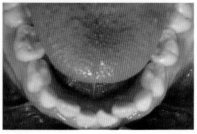

图 2 初诊时牙列及咬合状态

模型分析　已萌出恒牙的牙冠宽度：1、2 大于平均值加 1 个标准差。上下颌牙弓长度、牙槽基底弓长度均大于平均值加 2 个标准差。另外，虽然图中未示出，参照大坪齿表显示：与同年龄段儿童牙弓宽度相比，该患儿上颌牙弓较狭窄。

间隙分析：由于侧切牙尚未萌出，上颌可用间隙未知，但用小野回归方程计算下颌略有间隙剩余（图 3）。

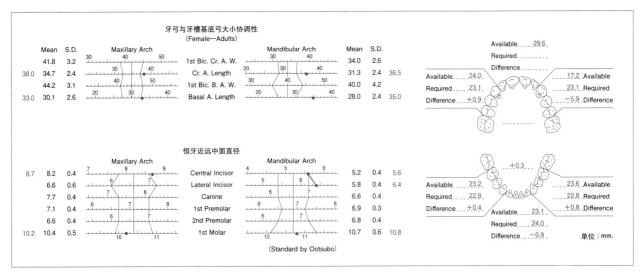

图 3　初诊时模型分析

全口牙位曲面体层片　未见明显异常，除 8|8、8|8 外，未发现牙齿数量不足（图 4）。

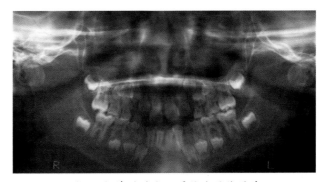

图 4　初诊时的全口牙位曲面体层片

头颅定位 X 线片　骨性指标：SNA=80.5°，SNB=74.5°，ANB=+6°，均在标准范围内。牙性指标：上下中切牙角为 117.0°，小于平均值减 1 个标准差。L-1-MP 大于平均值加 1 个标准差，下颌前牙显著唇倾（图 8），但在正面 X 线标准照片中没有观察到上下颌的偏差。

诊断　上下前牙拥挤，由于吮吸左手拇指的习惯和吐舌习惯导致开𬌗（安氏 Ⅰ 类）。

● 治疗方案和过程

治疗方案和方法 上颌牙弓狭窄及开𬌗的原因是吮指、吐舌、口呼吸等口腔不良习惯，因此破除口腔不良习惯并扩展上颌牙弓宽度是本病例的治疗方案。破除吮指、吐舌及口呼吸等口腔不良习惯，可使用前庭盾、口唇肌功能训练器，并进行肌功能训练，必要时进行舌系带修整术。四眼圈簧扩弓器或Frankel矫治器可用于扩展上颌牙弓宽度。恒牙列替换完成后，重新进行诊断，并根据需要通过固定矫治器排齐整平牙列。

治疗过程和结果 首先佩戴前庭盾和口唇肌功能训练器8个月，由于卷舌困难，进行舌系带修整术，又进行了6个月的治疗。在使用前庭盾和口唇肌功能训练器后，覆盖和覆𬌗分别改善为+0.5mm和+0.5mm（图5）。进行10个月的肌功能训练，确认吐舌习惯得到改善后，再使用Frankel矫治器（Frankel Ⅲ），直到所有第二乳磨牙被替换之后（图6），采用固定矫治器完成动态治疗，无需拔牙（图7~图9）。随后佩戴保持器保持稳定的咬合。

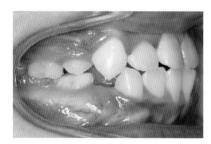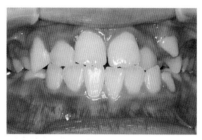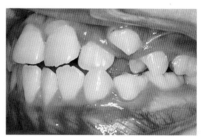

图5 前庭盾和口唇肌功能训练器使用结束时

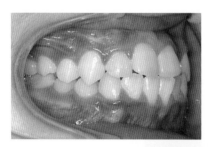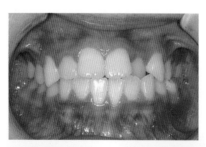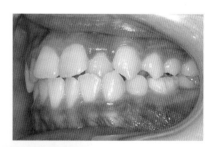

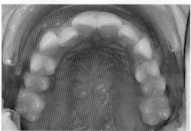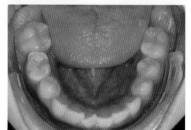

图6 Frankel矫治器使用结束时

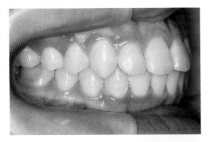
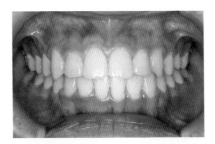
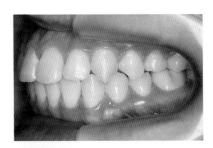
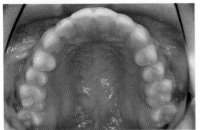
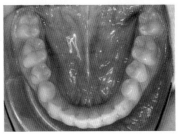

图 7　动态治疗结束时

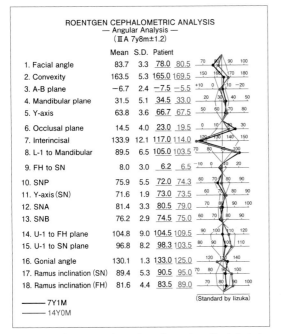

ROENTGEN CEPHALOMETRIC ANALYSIS
— Angular Analysis —
（ⅢA 7y8m±1.2）

	Mean	S.D.	Patient	
1. Facial angle	83.7	3.3	78.0	80.5
2. Convexity	163.5	5.3	165.0	169.5
3. A-B plane	−6.7	2.4	−7.5	−5.5
4. Mandibular plane	31.5	5.1	34.5	33.0
5. Y-axis	63.8	3.6	66.7	67.5
6. Occlusal plane	14.5	4.0	23.0	19.5
7. Interincisal	133.9	12.1	117.0	114.0
8. L-1 to Mandibular	89.5	6.5	105.0	103.5
9. FH to SN	8.0	3.0	6.2	6.5
10. SNP	75.9	5.5	72.0	74.3
11. Y-axis (SN)	71.6	1.9	73.0	73.5
12. SNA	81.4	3.3	80.5	79.0
13. SNB	76.2	2.9	74.5	75.0
14. U-1 to FH plane	104.8	9.0	104.5	109.5
15. U-1 to SN plane	96.8	8.2	98.3	103.5
16. Gonial angle	130.1	1.3	133.0	125.0
17. Ramus inclination (SN)	89.4	5.3	90.5	95.0
18. Ramus inclination (FH)	81.6	4.4	83.5	89.0

（Standard by Iizuka）

—— 7Y1M
—— 14Y0M

图 8　初诊时和动态治疗结束时的头影测量分析

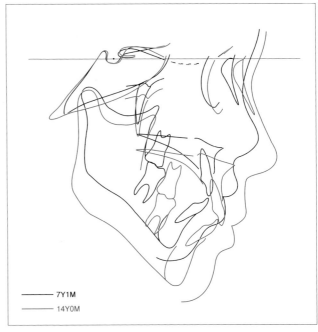

—— 7Y1M
—— 14Y0M

图 9　初诊时和动态治疗结束时头颅定位侧位片的重叠描记图

（石橋　淳，居波　徹）

破除口腔不良习惯改善开𬌗

关键词 口腔不良习惯 吐舌习惯 吮指习惯 开𬌗 下颌发育不良 肌功能训练

临床要点 口腔不良习惯的破除是相对困难的，年龄大的患儿口腔不良习惯更容易成为顽症。从功能和形态的关系来看，如果形态不改变，习惯就难以改变，故必须同时改变形态和功能，从而培养新的习惯。在形态变化的同时，切实地发挥功能，可以进行MFT。但是，当患儿有口呼吸不良习惯时，通畅鼻通气道需要在耳鼻喉科进行。

● 病例概要及诊断

患者 8岁2个月，女童。

主诉 开𬌗。

一般情况 身高标准，体型偏瘦，健康状态良好。

颜面检查 正面观：面部左右对称性良好。侧面观：上唇突出和下颌后缩。闭口时，唇肌紧张（图1）。

口腔检查 磨牙关系双侧均为安氏Ⅱ类，乳磨牙末端平面关系双侧均为垂直型；覆盖+8.0mm，覆𬌗 −3.0mm，开𬌗；上颌牙弓呈"V"字形狭窄。上下颌前牙唇倾，有吐舌不良习惯（图2）。

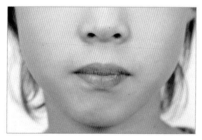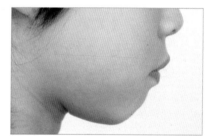

图1 初诊时面像

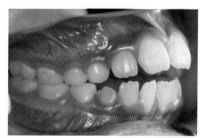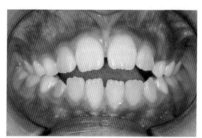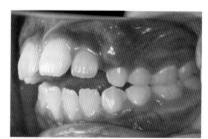

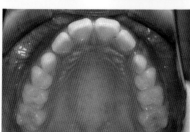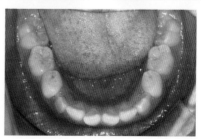

图2 初诊时牙列及咬合状态

模型分析　已萌出恒牙的牙冠宽度：<u>6</u> 小于平均值减 1 个标准差，其他均在标准范围内。上下颌牙弓长度、牙槽基底弓长度均大于平均值加 1 个标准差。

　　间隙分析：用小野回归方程计算牙列拥挤度，上颌剩余 0.8mm 间隙，下颌剩余 6.8mm 间隙（图 3）。

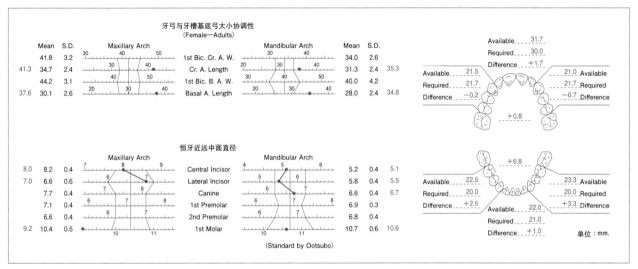

图 3　初诊时模型分析

全口牙位曲面体层片　牙齿数量和替换未发现异常，未见 <u>8|8</u>、8|8 牙胚（图 4）。

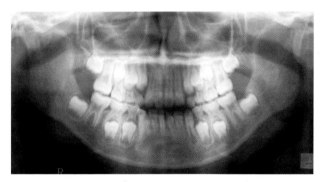

图 4　初诊时全口牙位曲面体层片

头颅定位 X 线片　骨性指标：SNA=80.0°，在标准范围内；SNB=72.0° 小于平均值减 1 个标准差；ANB=+ 8.0°，表明下颌骨发育不良，骨性上颌前突。扁桃体肥大，气道狭窄。牙性指标：U-1 -FH、L-1-MP 均大于平均值加 1 个标准差，表明上下颌前牙唇倾（图 8）。

诊断　有吮指、吐舌不良习惯的开𬌗伴骨性上颌前突病例（Angle Ⅱ类）。

79

● 治疗方案和过程

治疗方案和方法 口腔不良习惯对咬合关系的影响很大。正常功能的获得需要破除口腔不良习惯,因此需要在尝试破除口腔不良习惯的同时进行肌功能训练。另外,患儿存在下颌发育不足伴气道狭窄,因此采取了促进下颌生长发育、改善磨牙关系的治疗方案。使用斜面导板和高位牵引头帽促进下颌向前生长发育和改善磨牙咬合关系。

治疗过程和结果 佩戴斜面导板和高位牵引头帽,3 个月后磨牙咬合关系得到改善,去除矫治器进行肌功能训练。之后,一直保持肌功能训练,由于口腔不良习惯很难完全破除,口内依然是开𬌗,佩戴带有舌刺的上颌改良式腭弓矫治器(图 5)。恒牙列期,覆𬌗 +2.0 mm,开𬌗有所改善,但覆盖 +12.0mm;ANB=+7.5°,上下颌前后向明显不协调,上唇突出感依然存在。通过使用固定矫治器远中移动磨牙或充分利用剩余间隙,改善上唇突度,此时磨牙关系为 I 类,但下颌依旧后缩,气道稍有狭窄,因为青春期是生长发育的高峰期,故使用 Herbst 矫治器促进下颌向前的生长发育(图 6)。在佩戴 Herbts 矫治器 1 年后停止使用,再次使用固定矫治器,最终以非拔牙的方式结束动态治疗(图 7~ 图 9)。上颌使用霍氏保持器后,更换上下颌前牙舌侧粘接麻花丝进行固定保持。

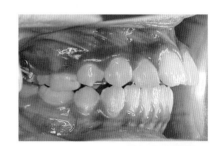
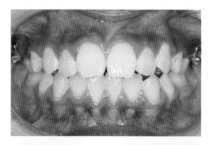
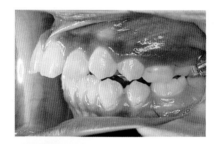
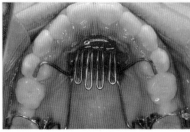
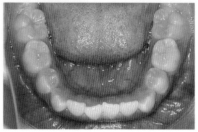

图 5 佩戴带有舌刺的改良式腭弓矫治器时

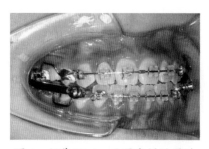

图 6 佩戴 Herbst 及固定矫治器时

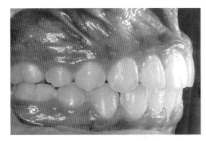
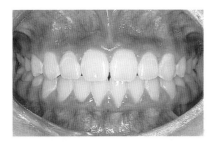
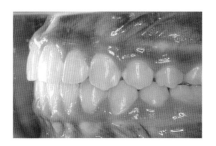
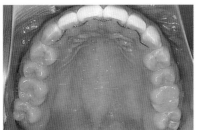
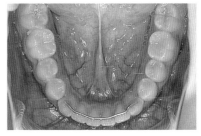

图 7　动态治疗结束时

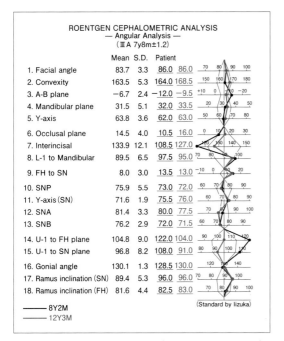

ROENTGEN CEPHALOMETRIC ANALYSIS — Angular Analysis — （ⅢA 7y8m±1.2）			
	Mean	S.D.	Patient
1. Facial angle	83.7	3.3	86.0　86.0
2. Convexity	163.5	5.3	164.0　168.5
3. A-B plane	−6.7	2.4	−12.0　−9.5
4. Mandibular plane	31.5	5.1	32.0　33.5
5. Y-axis	63.8	3.6	62.0　63.0
6. Occlusal plane	14.5	4.0	10.5　16.0
7. Interincisal	133.9	12.1	108.5　127.0
8. L-1 to Mandibular	89.5	6.5	97.5　95.0
9. FH to SN	8.0	3.0	13.5　13.0
10. SNP	75.9	5.5	73.0　72.0
11. Y-axis（SN）	71.6	1.9	75.5　76.0
12. SNA	81.4	3.3	80.0　77.5
13. SNB	76.2	2.9	72.0　71.5
14. U-1 to FH plane	104.8	9.0	122.0　104.0
15. U-1 to SN plane	96.8	8.2	108.0　91.0
16. Gonial angle	130.1	1.3	128.5　130.0
17. Ramus inclination (SN)	89.4	5.3	96.0　96.0
18. Ramus inclination (FH)	81.6	4.4	82.5　83.0

(Standard by Iizuka)

──── 8Y2M
──── 12Y3M

图 8　初诊时和动态治疗结束时的头影测量分析

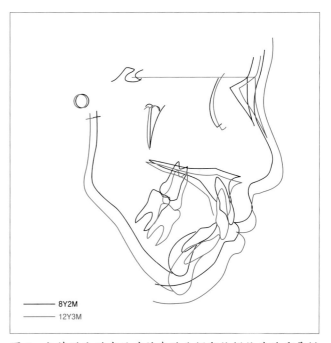

──── 8Y2M
──── 12Y3M

图 9　初诊时和动态治疗结束时头颅定位侧位片的重叠描记图

（丸山　瞳，嘉ノ海龍三）

改善上颌前牙扭转

关键词 上颌前牙扭转 拥挤 保持

临床要点 对于扭转牙齿，由于牙槽嵴纤维的延迟重排，在去除保持器后常会出现牙齿扭转复发的现象。为了防止复发，可以使用牙龈纤维环切术、过度矫正和长期保持等方法。牙槽嵴顶纤维切断术因涉及外科手术而很少施行，过度矫正扭转前牙又存在美学问题，因而需要通过长时间保持以防止复发。

● 病例概要及诊断

患者 8岁11个月，男童。

主诉 上颌前牙扭转。

一般情况 青春生长发育前期。身高体重均在标准范围内，健康状态良好。

颜面检查 正面观：面部左右对称性良好。侧面观：凸面型（图1）。

口腔检查 磨牙关系双侧均为安氏Ⅱ类，乳磨牙末端平面关系双侧均为远中型，覆盖+5.0mm，覆𬌗+2.5mm，1̲明显近中扭转，1̲尚未完全萌出，下前牙拥挤（图2）。

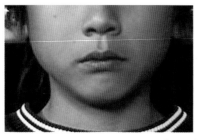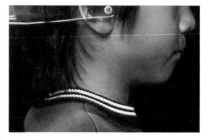

图1 初诊时面像

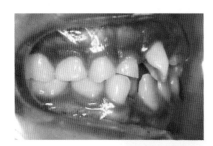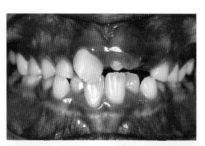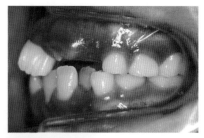

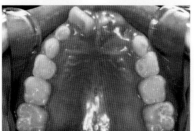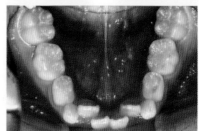

图2 初诊时牙列和咬合状态

模型分析　已萌出恒牙的牙冠宽度均在标准范围内。上下颌牙弓长度均大于平均值加 1 个标准差，下颌牙槽基底弓长度大于平均值加 1 个标准差。另外，虽图中未示出，参照大坪齿表，上下颌牙弓宽度较同龄儿童狭窄。

间隙分析：由于侧切牙尚未萌出，上颌可用间隙未知，但用小野回归方程计算牙列拥挤度，下颌 5mm 拥挤（图 3）。

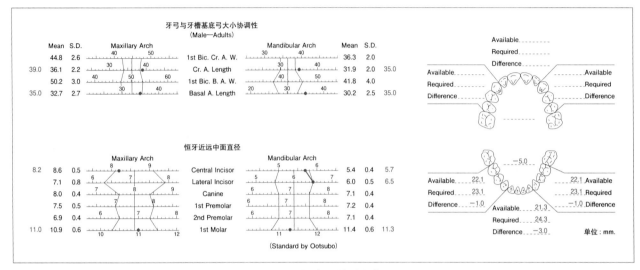

图 3　初诊时模型分析

全口牙位曲面体层片　恒牙数目未发现异常。未萌出的 2|2 在上颌骨内近中扭转。另外，3| 的牙胚朝向唇侧，萌出方向异常（图 4）。

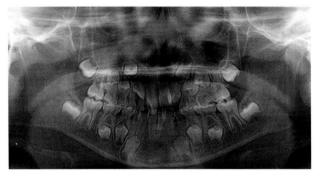

图 4　初诊时全口牙位曲面体层片

头颅定位 X 线片　骨性指标：SNA=75.0°，SNB=71.0°，小于平均值减 1 个标准差。ANB=+4.0°，未发现上下颌前后向不协调。牙性指标：U-1- FH、U-1 - SN、L-1-MP 均在标准范围内（图 10）。

诊断　21|2 扭转伴上下颌前牙区拥挤（安氏 Ⅱ 类）。

● 治疗方案和过程

治疗方案和方法　治疗方案为改善 1| 的扭转和拥挤，通过带有双曲舌簧及唇弓的活动矫治器改善扭转后，佩戴四眼圈簧及双眼圈簧扩弓器进行上下颌牙弓的侧方扩大，然后通过片段弓矫治技术排齐整平上颌前牙。恒牙列替换完成后，通过固定矫治器精细调整咬合。

治疗过程和结果　为改善 1| 扭转，在上颌佩戴带有双曲舌簧及唇弓的活动矫治器（图 5）。10 个月后，佩戴四眼圈簧及双眼圈簧扩弓器进行上下颌牙弓的侧方扩大（图 6）。在此期间，2|2 萌出。扩弓 5 个月后粘接片段弓固定矫治器排齐整平上颌前牙（图 7）。固定矫治器佩戴 3 个月后，上颌前牙部保留弓丝，上颌佩戴腭弓式间隙保持器，下颌佩戴舌弓式间隙保持器进行保持（图 8）。1 年后拆除矫治器（图 9 ~ 图 11）。随后，通过上颌磨牙的远中移动，改善安氏 Ⅱ 类磨牙关系。恒牙替换完成后，计划通过固定矫治器精细调整咬合。

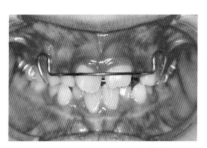
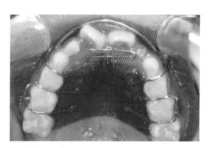

图 5　上颌佩戴带有双曲舌簧及唇弓的活动矫治器

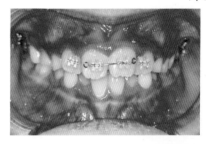
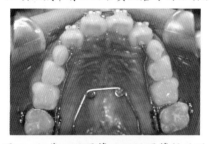
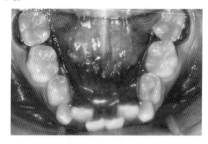

图 6　佩戴四眼圈簧及双眼圈簧扩弓器

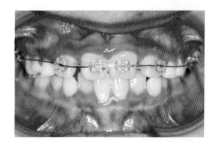
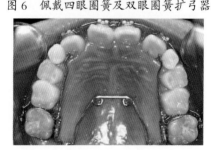
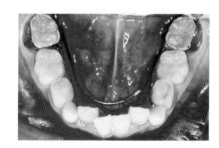

图 7　上颌粘接片段弓矫治器

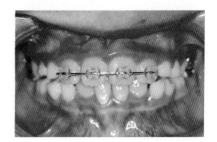
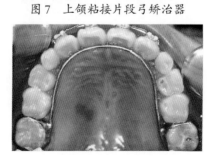
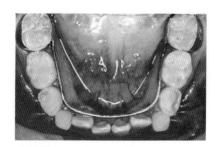

图 8　上颌佩戴腭弓式间隙保持器，下颌佩戴舌弓式间隙保持器

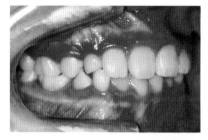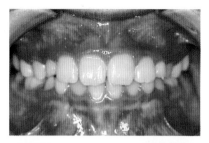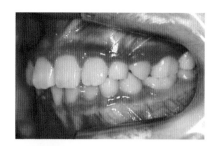

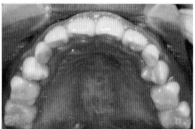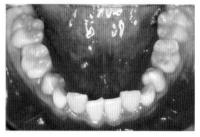

图 9　Ⅰ期治疗结束时

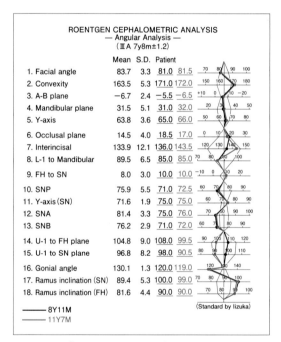

图 10　初诊时和Ⅰ期治疗结束时的头影测量分析

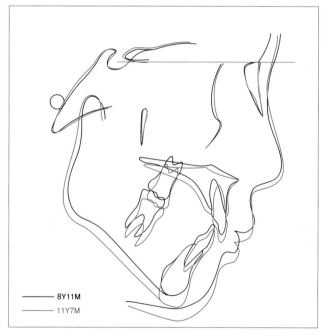

图 11　初诊时和Ⅰ期治疗结束时头颅定位侧位片的重叠描记图

（長谷川　綾，石川博之）

磨牙远中移动消除萌出间隙不足及抑制上颌生长发育，抬高咬合改善上颌前突

关键词　深覆殆　骨性上颌前突　咬唇不良习惯　萌出间隙不足　拥挤

临床要点　深覆殆通常是由于下颌角过小或 Spee 曲线过深引起。在本病例中，使用颈牵引口外弓辅以头帽装置和平面导板抬高咬合。两种矫治器的作用机制都是通过升高磨牙使下颌顺时针旋转，以抬高咬合关系。需要注意的是，在打开咬合时，下颌下缘较陡的长面型患者需要注意对面型的控制。

● 病例的概要及诊断

患者　10 岁 1 个月，男童。

主诉　上颌前突和下前牙区拥挤。

一般情况　身高大于平均值加 1 个标准差，体重在标准范围内，健康状态良好。2| 因牙髓炎行牙髓切断术，观察中。

颜面检查　正面观：面部左右对称性良好。侧面观：凸面型，轻微上唇突出和下唇外翻，有咬唇不良习惯，轻微颏肌紧张（图 1）。

口腔检查　磨牙关系双侧均为安氏 Ⅱ 类，乳磨牙末端平面关系双侧均为垂直型，覆盖 +5.0mm，覆殆 +5.0mm，深覆殆。1| 近中扭转，2| 呈圆锥形，1| 与 2| 之间约 1mm 间隙，下颌前牙区拥挤（图 2）。

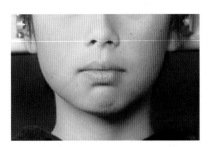
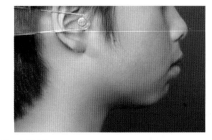

图 1　初诊时面像

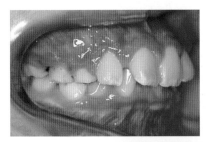
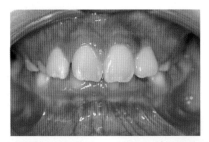
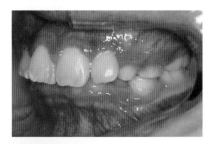
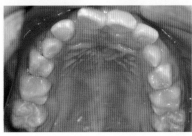
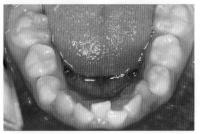

图 2　初诊时牙列和咬合状态

模型分析 已萌出恒牙的牙冠宽度：$\underline{1}$ 大于平均值加 1 个标准差；$\underline{2|}$ 形态异常，牙冠宽度 7.0mm，$|\underline{2}$ 牙冠宽度 8.0mm，两侧侧切牙宽度相差 1mm，$|\underline{2}$ 大于平均值加 1 个标准差。上下颌牙弓长度均在标准范围内。

间隙分析：用小野回归方程计算牙列拥挤度，上颌剩余 2.4mm 间隙，下颌 0.8mm 拥挤（图 3）。

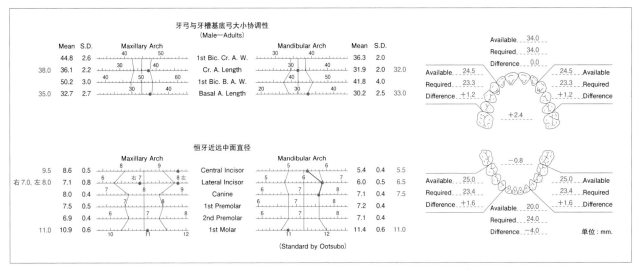

图 3 初诊时模型分析

全口牙位曲面体层片 恒牙数目未发现异常。未发现 $\underline{8|8}$、$8|\underline{8}$ 的牙胚。$\underline{2|}$ 已行根管填充（图 4）。

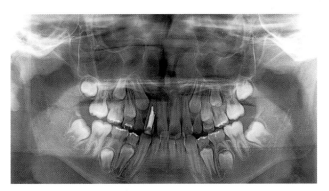

图 4 初诊时全口牙位曲面体层片

头颅定位 X 线片 骨性指标：SNA= 85.0°，大于平均值加 1 个标准差。SNB=78.5°，在标准范围内。ANB= +6.5°，上下颌有轻度的前后向不协调。下颌角、下颌平面角均小于平均值减 1 个标准差，低角。牙性指标：U–1–FH、U–1–SN、L–1–MP 均在标准范围内（图 9）。

诊断 下颌前牙拥挤并伴有咬唇不良习惯及骨性上颌前突深覆𬌗病例（安氏 II 类）。

● 治疗方案和过程

治疗方案和方法 治疗方案为破除咬下唇习惯，抑制上颌骨生长发育，改善深覆𬌗和下颌萌出间隙不足的问题。通过颈牵引头帽抑制上颌骨的生长和发育，并改善深覆𬌗。通过佩戴下颌唇挡破除咬唇不良习惯和萌出间隙不足。在恒牙列替换完成后重新进行诊断，判断下颌骨的情况，并采用固定矫治器精细调整咬合。

治疗过程和结果 上颌佩戴颈牵引头帽，下颌佩戴唇挡（图5、图6）。7个月后，磨牙关系变为安氏Ⅰ类，但对深覆𬌗的改善不足，故在上颌佩戴平面导板，下颌佩戴舌弓式间隙保持器保持现有间隙（图7），在抬高咬合的同时观察侧方牙群的替换。佩戴平面导板10个月后，由于咬合高度抬高至适宜位置，并且侧方牙群替换已经完成，此时Ⅰ期治疗完成（图8~图10）。在恒牙列期，计划使用固定矫治器在不拔牙的情况下精细调整咬合。

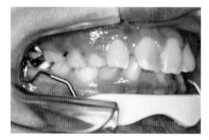
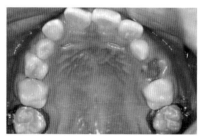
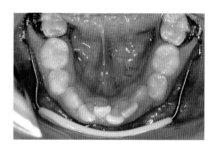

图5　颈牵引头帽（上颌），唇挡（下颌）佩戴时

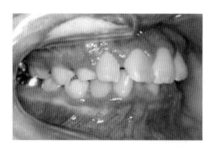
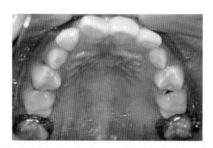
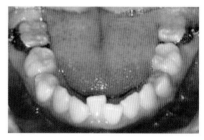

图6　颈牵引头帽（上颌），唇挡（下颌）佩戴3个月时

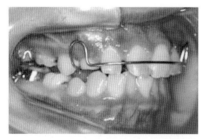
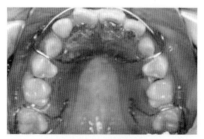
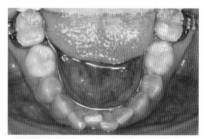

图7　平面导板（上颌），舌弓式间隙保持器（下颌）佩戴时

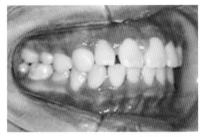
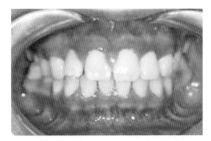
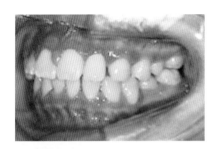

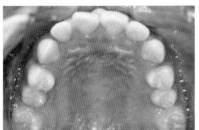
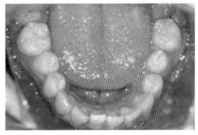

图 8　Ⅰ期治疗结束时

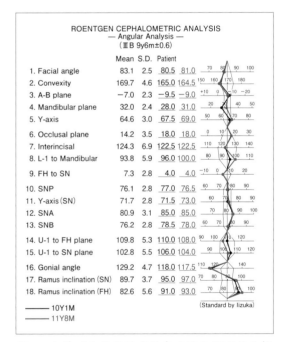

图 9　初诊时和Ⅰ期治疗结束时的头影测量分析

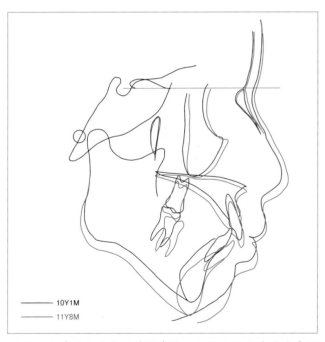

图 10　初诊时和Ⅰ期治疗结束时头颅定位侧位片的重叠描记图

（成冨雅则，石川博之）

抬高咬合减轻创伤性咬合及促进下颌生长发育改善上颌前突

关键词 深覆𬌗 咬合创伤 骨性上颌前突 拥挤

临床要点 深覆𬌗在无咬合创伤、颞下颌关节病等临床症状的情况下，难以被认定为疾病。在某些情况下，临床上可观察到由于咬合创伤引发的下颌前牙牙龈退缩，但患者和监护人均未发现。此时如果观察到临床症状，首先应查明原因，进而解除咬合创伤，例如保护松动的牙齿。如果没有观察到临床症状，就需要向患者说明下颌后缩、上颌牙弓狭窄等当前存在的问题，并对未来可能出现的症状进行可预测的说明。

● 病例概要及诊断

患者 9岁4个月，女童。

主诉 下前牙拥挤。

一般情况 身高体重均在标准范围内，健康状态良好。

颜面检查 正面观：面部左右对称性良好。侧面观：直面型（图1）。

口腔检查 磨牙关系双侧均为安氏Ⅱ类，乳磨牙末端平面关系双侧均为垂直型。覆盖 +6.0mm，覆𬌗 +6.5mm，深覆𬌗，上下颌前牙舌倾。B1|1B 之间可见散在间隙，下前牙拥挤，1|唇舌向松动及牙龈退缩，下颌前牙切缘磨损（图2）。

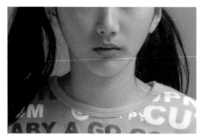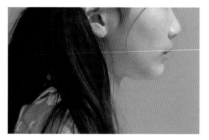

图 1 初诊时面像

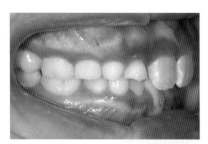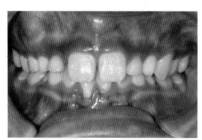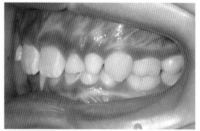

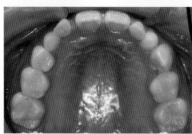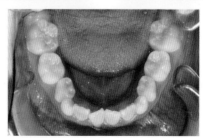

图 2 初诊时牙列和咬合状态

模型分析 已萌出恒牙的牙冠宽度均在标准范围内。上下颌牙弓长度均在标准范围内，上下颌牙槽基底弓长度均大于平均值加 1 个标准差。

间隙分析：由于侧切牙尚未萌出，上颌可用间隙未知，用小野回归方程计算牙列拥挤度，下颌 1.6mm 拥挤（图 3）。

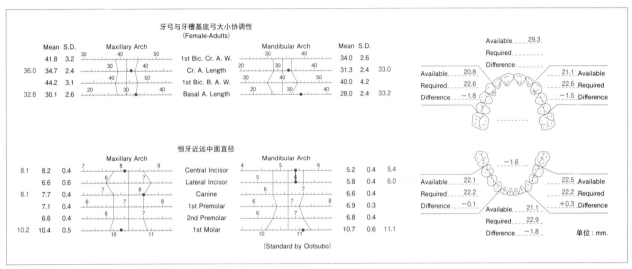

图 3 初诊时模型分析

全口牙位曲面体层片 $\underline{3|3}$ 分别向 $\underline{4|4}$ 方向移位，$\underline{|3}$ 在 $\underline{|CE}$ 间萌出，预测 $\underline{|4}$ 萌出困难。除 $\underline{8|8}$、$\overline{8|8}$ 外所有恒牙牙胚均可见（图 4）。

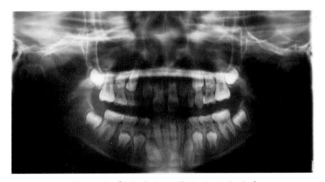

图 4 初诊时的全口牙位曲面体层片

头颅定位 X 线片 骨性指标：SNA=79.0°，SNB=74.0°，均在标准范围内。ANB=5.0°，表明上下颌前后向不协调。牙性指标：U–1–FH、U–1–SN、L–1–MP 小于平均值减 1 个标准差，上下中切牙角为 149° 大于平均值加 3 个标准差，判断上下颌前牙舌倾（图 9）。另外，虽然未在图中示出，头部正面 X 线片中未发现上颌偏位，但上下颌中线偏差 0.5mm，下颌有轻微右偏。

诊断 上下颌前牙早接触导致 $\underline{1|}$ 咬合创伤引起牙龈退缩、$\underline{|3}$ 异位萌出，伴下颌后缩及上颌前突的深覆殆病例（安氏 II 类 2 分类）。

● 治疗方案和过程

治疗方案和方法 治疗方案是优先解除 ⎤1 咬合创伤和改善上颌前突。首先，佩戴带有螺旋弓扩大器的𬌗垫式活动矫治器打开咬合，以解除 ⎤1 的咬合创伤。之后，使用功能性矫治器（如Activator 矫治器）改善磨牙关系。待侧方牙群替换后，如有必要进行重新诊断，并采用固定矫治器排齐整平牙列，垂直向的控制则考虑采用高位颈牵引头帽。

治疗过程和结果 佩戴带有螺旋弓扩大器的 Activator 矫治器打开咬合（图 5），8 个月后覆𬌗改善为 + 4.0mm。⎤1 动度已达到生理范围内，随后开始扩弓，每次就诊时调整矫治器，直到侧方牙群替换完成。在这期间矫治器重新制作过一次（图 6）。佩戴矫治器 1 年 6 个月后，两侧磨牙关系为安氏Ⅰ类（图 7），Ⅰ期治疗结束后再次诊断进入Ⅱ期治疗。Ⅱ期治疗开始时，3⎣ 错位。4 年零 1 个月后，上颌和下颌均未拔牙，动态治疗完成（图 8-10）。使用压膜式保持器稳定咬合。

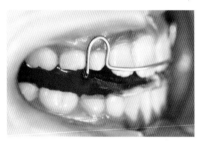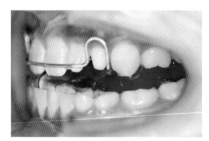

图 5　佩戴带有螺旋弓扩大器的 Activator 矫治器

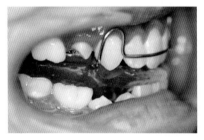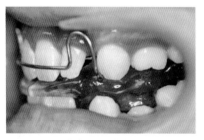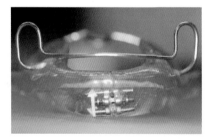

图 6　重新制作并佩戴带有螺旋弓扩大器的 Activator 矫治器

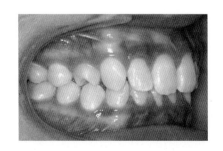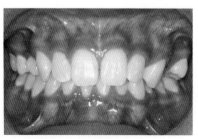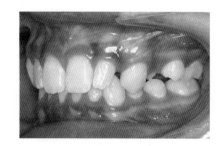

图 7　Ⅰ期治疗结束时

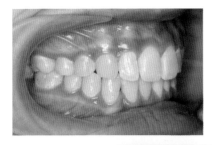
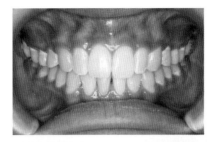
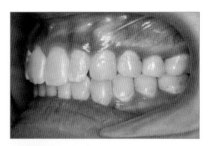
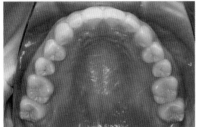
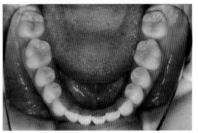

图 8　动态治疗结束时

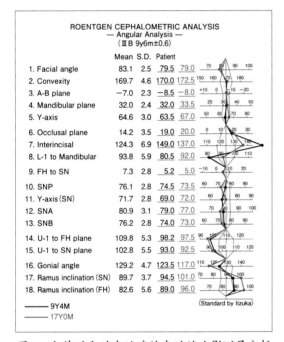

图 9　初诊时和动态治疗结束时的头影测量分析

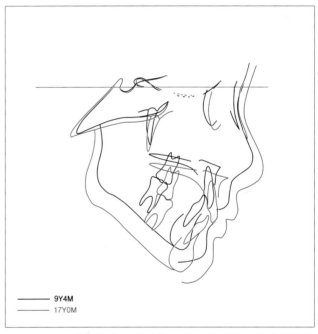

图 10　初诊时和动态治疗结束时头颅定位侧位片的重叠描记图

（石橋　淳，居波　徹）

促进下颌生长发育及抬高咬合改善上颌前突

关键词　深覆𬌗　上颌前突　下颌发育不足　上颌中切牙唇倾

临床要点　在本病例中，Activator 用于促进下颌骨的生长和发育，同时抬高咬合。Activator 是一种典型的功能性矫治器，其目的是利用肌肉的功能力量来调控颌骨和牙齿的生长发育。Activator 是为了最大限度地发挥口周肌肉对牙齿和颌骨的作用力而设计制作的特殊下颌装置。调磨矫治器树脂𬌗垫以调整引导咬合面。

● 病例概要及诊断

患者　9 岁 3 个月，男童。

主诉　上颌前突。

一般情况　健康状态良好，有吮指及咬唇口腔不良习惯。

颜面检查　正面观：面部左右对称性良好，可观察到颏肌紧张。侧面观：上唇前突和下颌后缩，下唇外翻（图 1）。

口内检查　磨牙关系双侧均为安氏 Ⅱ 类，乳磨牙末端平面关系双侧均为近中型，覆盖 +7.0mm，上颌前突，覆𬌗 +3.0mm，下颌前牙切端咬合于上颌切牙腭侧牙龈。可观察到 1|1 唇倾及上颌前牙间散在间隙，下颌正中位时中线右侧偏移 0.5mm（图 2）。

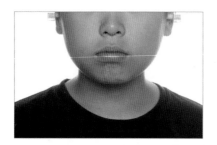 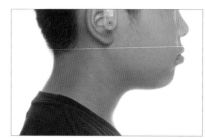

图 1　初诊时面像

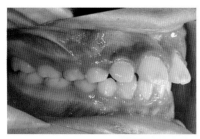 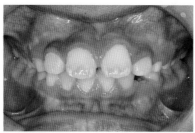 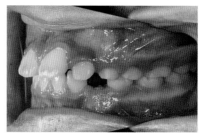

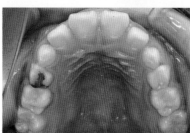 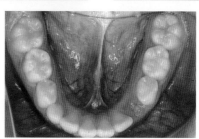

图 2　初诊时牙列和咬合状态

模型分析　已萌出恒牙的牙冠宽度：$\underline{1}$、$\overline{2}$ 均大于平均值加 1 个标准差。上下颌牙弓长度及牙槽基底弓长度均大于平均值加 1 个标准差。

间隙分析：用小野回归方程计算牙列拥挤度，上下颌分别剩余 9.0mm、7.7mm 间隙（图 3）。

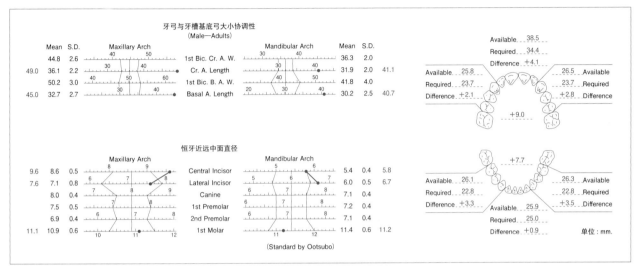

图 3　初诊时模型分析

全口牙位曲面体层片　牙齿数目无明显异常，牙槽骨无明显异常（图 4）。

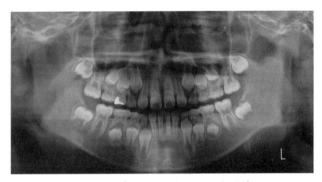

图 4　初诊时全口牙位曲面体层片

头颅定位 X 线片　骨性指标：SNA=83.2°，SNB=79.0°，均在标准范围内；ANB=+4.2°，下颌平面角小于平均值减 3 个标准差，下颌角小于平均值减 1 个标准差，低角面型。另外，虽然图中未显示，但从距离测量来看，Cd-Go 小于平均值减 1 个标准差，表明下颌发育不足。牙性指标：U-1-FH 大于平均值加 3 个标准差，上颌切牙显著唇倾，L-1-MP 大于平均值加 1 个标准差，下颌切牙唇倾（图 7）。

诊断　上下颌中切牙唇倾，前牙散在间隙，深覆𬌗，下颌发育不足的骨性上颌前突病例（安氏 Ⅱ 类）。

● 治疗方案和过程

治疗方案和方法　本病例治疗目标为建立正常的磨牙关系，改善下颌后缩和深覆𬌗。治疗方案是促进下颌骨的生长发育，改善 1|1 的轴倾度。Activator 能同时促进下颌前部的生长发育和抬高咬合，并嘱咐患儿晚上睡觉时佩戴。由于 1̅|̅1̅ 唇倾，因此矫治器包绕覆盖下颌前牙，以防因使用 Activator 而导致下前牙进一步唇倾。

治疗过程和结果　佩戴 Activator，促进下颌生长发育，咬合抬高，内收 1|1（图 5）。10 个月后，覆盖改善至 +3.5mm，覆𬌗改善至 +2.0mm（图 6），头影测量分析显示 ANB 变为 +2.2°，观察到上下颌前后关系的改善。此外，随着咬合面的升高，观察到下颌平面角的增加（图 7）。头影测量重叠图显示，1|1 舌侧倾斜，下颌骨顺时针旋转，下颌骨髁突向后上方生长（图 8）。

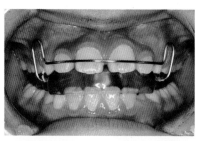

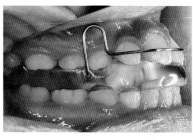 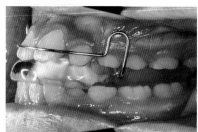

图 5　Activator 佩戴时

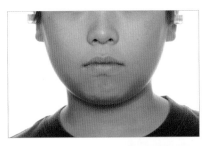
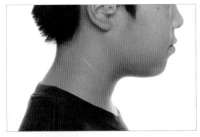
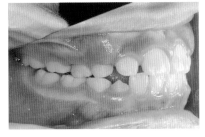
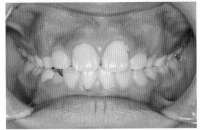
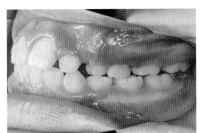
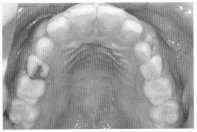
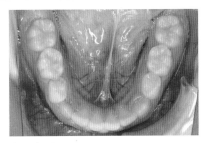

图 6　Ⅰ期治疗结束时

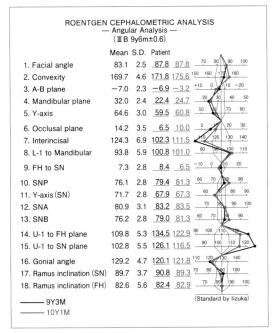

ROENTGEN CEPHALOMETRIC ANALYSIS
— Angular Analysis —
（ⅢB 9y6m±0.6）

	Mean	S.D.	Patient	
1. Facial angle	83.1	2.5	87.8	87.8
2. Convexity	169.7	4.6	171.8	175.6
3. A-B plane	−7.0	2.3	−6.9	−3.2
4. Mandibular plane	32.0	2.4	22.4	24.7
5. Y-axis	64.6	3.0	59.5	60.8
6. Occlusal plane	14.2	3.5	6.5	10.0
7. Interincisal	124.3	6.9	102.3	111.5
8. L-1 to Mandibular	93.8	5.9	100.8	101.0
9. FH to SN	7.3	2.8	8.4	6.5
10. SNP	76.1	2.8	79.4	81.3
11. Y-axis（SN）	71.7	2.8	67.9	67.3
12. SNA	80.9	3.1	83.2	83.5
13. SNB	76.2	2.8	79.0	81.3
14. U-1 to FH plane	109.8	5.3	134.5	122.9
15. U-1 to SN plane	102.8	5.5	126.1	116.5
16. Gonial angle	129.2	4.7	120.1	121.8
17. Ramus inclination (SN)	89.7	3.7	90.8	89.3
18. Ramus inclination (FH)	82.6	5.6	82.4	82.9

—— 9Y3M
—— 10Y1M

（Standard by Iizuka）

图 7　初诊时和Ⅰ期治疗结束时的头影测量分析

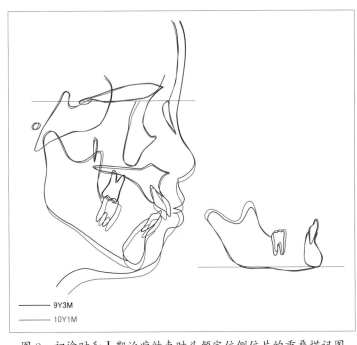

—— 9Y3M
—— 10Y1M

图 8　初诊时和Ⅰ期治疗结束时头颅定位侧位片的重叠描记图

（田口智博，杉浦茉美，槙　宏太郎）

97

扩弓以消除萌出间隙不足及促进下颌生长发育，抬高咬合改善上颌前突

关键词　深覆𬌗　骨性上颌前突　上下颌牙弓狭窄　萌出间隙不足　拥挤

临床要点　根据小野回归方程进行间隙分析的结果及牙弓宽度小于牙槽基底弓宽度，预测通过牙弓宽度扩展，本病例将来可以进行非拔牙的 Ⅱ 期治疗。在牙弓宽度扩展方面，考虑到在扩展牙弓宽度的同时通过牙齿倾斜移动抬高咬合且不依赖患者的配合，因此选择了固定扩弓装置。另外，与 Activator 矫治器相比，生物学功能性矫治器中基托部分较少，异物感小，不妨碍舌位和舌功能，所以使用了生物学功能性矫治器。

病例概要及诊断

患者　8 岁 4 个月，女童。

主诉　下前牙区拥挤。

一般情况　身高体重均在标准范围内，健康状态良好。

颜面检查　正面观：面部左右基本对称。侧面观：凸面型，上唇突出，下颌后缩（图 1）。

口内检查　磨牙关系双侧均为安氏 Ⅱ 类，乳磨牙末端平面关系双侧均为垂直型，覆盖 +4.1mm，覆𬌗 +5.0mm，在上颌和下颌均观察到前牙拥挤。上下颌中线与面部中线一致（图 2）。

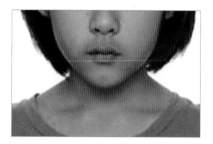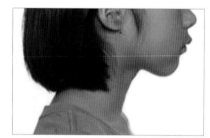

图 1　初诊时面像

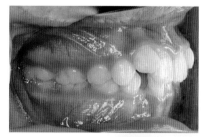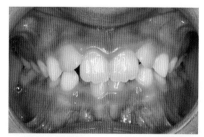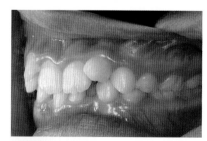

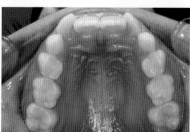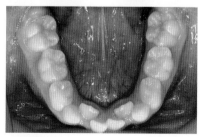

图 2　初诊时牙列和咬合状态

模型分析 已萌出恒牙的牙冠宽度：$\underline{2}$、$\overline{26}$ 大于平均值加 1 个标准差，其他均在标准范围内。虽然图中没有显示，但根据大坪齿表显示，上下颌牙弓宽度均狭窄。

间隙分析：用小野回归方程计算牙列拥挤度，上下颌分别为 2.6mm、1.2mm 拥挤（图 3）。

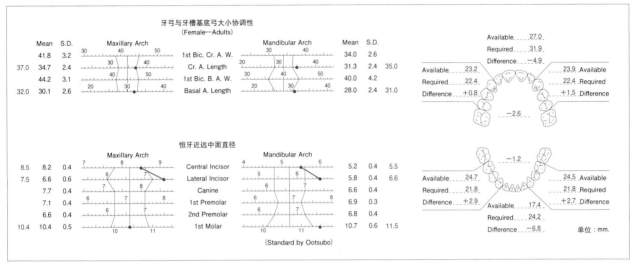

图 3 初诊时模型分析

全口牙位曲面体层片 上下颌均有萌出间隙不足的可能，未发现牙齿数目异常，未见 $\underline{8|8}$、$\overline{8|8}$ 牙胚（图 4）。

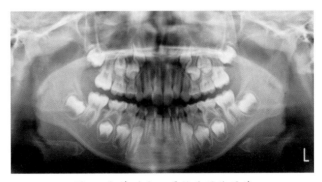

图 4 初诊时全口牙位曲面体层片

头颅定位 X 线片 骨性指标：SNA=80.4°、SNB=73.9°，均在标准范围内。ANB=+6.5°，诊断为骨性上颌前突。牙性指标：U-1-FH、L-1-MP 均在标准范围内（图 11）。

诊断 由下颌后缩引起的上下颌前牙拥挤及深覆𬌗的骨性上颌前突病例（安氏 II 类）。

● 治疗方案和过程

治疗方案和方法 治疗方案是扩展间隙，抬高咬合，促进下颌骨生长发育。采用固定式扩弓矫治器扩展牙弓宽度获取萌出间隙，直立微微舌倾的磨牙抬高咬合。扩弓后，佩戴片段弓固定矫治器以改善拥挤并排齐牙列。随后，为了抬高咬合和促进下颌骨生长发育，佩戴生物性功能调节器。侧方牙群替换后，将重新评估，并采用固定矫治器精细调整咬合。

治疗过程和结果 上颌和下颌分别佩戴固定扩弓器扩展上下颌牙弓宽度（图5），4个月后牙弓宽度扩展完成（图6），在上下颌佩戴片段弓固定矫治器，排齐整平上下颌前牙（图7，图8），之后佩戴Activator，以抬高咬合并促进下颌生长发育（图9），I期治疗用时1年（图10~图12）。Activator仍在使用，上颌前突逐渐改善。磨牙关系为I类，覆盖+2.3mm，覆殆+3.1mm，覆盖关系也得到改善。

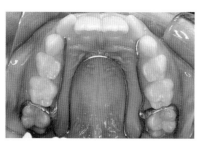
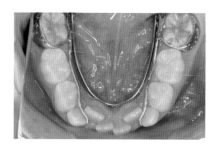

图5　固定式扩弓器佩戴时

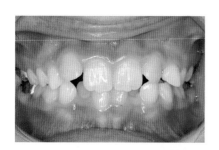
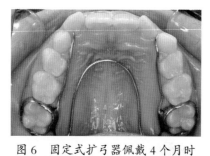
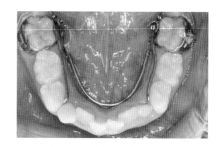

图6　固定式扩弓器佩戴4个月时

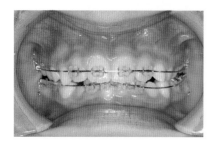
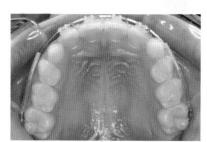
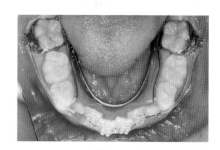

图7　片段弓矫治器佩戴时

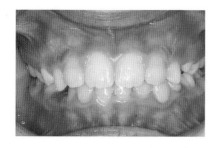
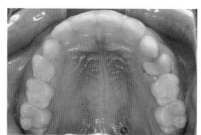
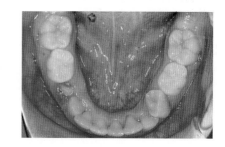

图8　片段弓矫治器拆除时

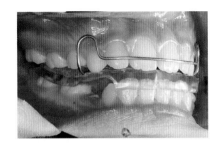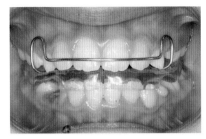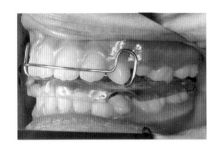

图 9 Activator 佩戴时

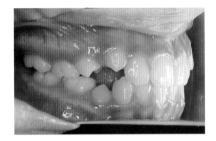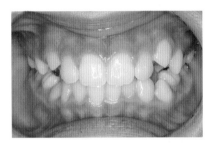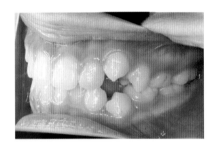

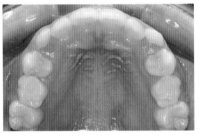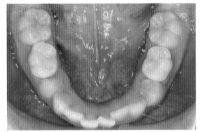

图 10 Ⅰ期治疗结束时

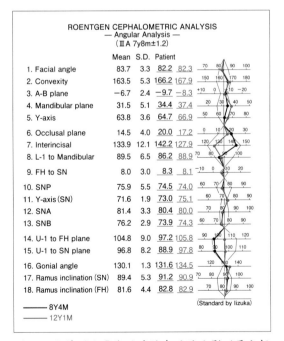

ROENTGEN CEPHALOMETRIC ANALYSIS
— Angular Analysis —
（ⅢA 7y8m±1.2）

	Mean	S.D.	Patient	
1. Facial angle	83.7	3.3	82.2	82.3
2. Convexity	163.5	5.3	166.2	167.9
3. A-B plane	−6.7	2.4	−9.7	−8.3
4. Mandibular plane	31.5	5.1	34.4	37.4
5. Y-axis	63.8	3.6	64.7	66.9
6. Occlusal plane	14.5	4.0	20.0	17.2
7. Interincisal	133.9	12.1	142.2	127.9
8. L-1 to Mandibular	89.5	6.5	86.2	88.9
9. FH to SN	8.0	3.0	8.3	8.1
10. SNP	75.9	5.5	74.5	74.0
11. Y-axis（SN）	71.6	1.9	73.0	75.1
12. SNA	81.4	3.3	80.4	80.0
13. SNB	76.2	2.9	73.9	74.3
14. U-1 to FH plane	104.8	9.0	97.2	105.8
15. U-1 to SN plane	96.8	8.2	88.9	97.8
16. Gonial angle	130.1	1.3	131.6	134.5
17. Ramus inclination (SN)	89.4	5.3	91.2	90.9
18. Ramus inclination (FH)	81.6	4.4	82.8	82.9

（Standard by Iizuka）

—— 8Y4M
—— 12Y1M

图 11 初诊时和Ⅰ期治疗结束时的头影测量分析

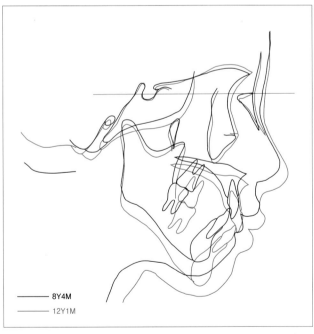

—— 8Y4M
—— 12Y1M

图 12 初诊时和Ⅰ期治疗结束时头颅定位侧位片的重叠描记图

（伊集院公美子，槇　宏太郎）

101

促进下颌生长发育改善上颌前突

关键词　下颌发育不足　磨牙远中关系　上颌前突　上颌中切牙唇倾

临床要点　改善下颌远中关系的上颌前突，采用改善口唇肌功能、控制牙齿移动和颌骨生长发育的功能性矫治器效果较好。本病例中患儿佩戴的 Activator 对发音和呼吸功能影响较小，除说话与进食外，其余时间均要佩戴矫治器，以期达到最佳治疗效果。该矫治器可以促进下颌尤其是髁突的生长发育，使下颌牙列向近中移动，促进上下颌骨的垂直生长，并且抑制上下颌前牙萌出，远中移动上颌前牙及后牙，抑制上颌生长发育。同时，该矫治器也可改善口唇闭合不全及舌肌异常活动。

● 病例摘要及诊断

患者　8 岁 11 个月，女童。

主诉　上颌前突。

一般检查　身高体重均在标准范围内，健康状况良好。

颜面检查　正面观：面部左右对称。侧面观：上唇前突及下颌后缩（图 1）。

口腔检查　磨牙关系双侧均为安氏 Ⅱ 类。乳磨牙末端平面关系双侧均为垂直型，下颌偏远中。前牙覆盖 +10.0mm，覆𬌗 +6.0mm，严重深覆盖。上颌前牙明显唇倾，上下颌中线不一致，$\overline{C}$ 早失，$\overline{12}$ 远中倾斜、移位（图 2）。

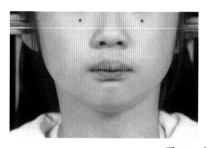
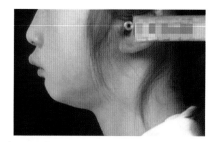

图 1　初诊时面像

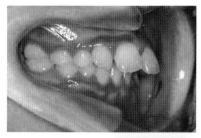
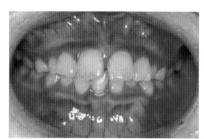
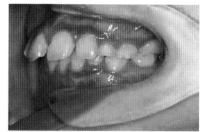
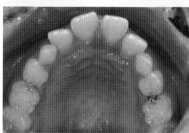
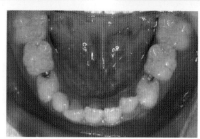

图 2　初诊时牙列及咬合像

模型分析　已萌出恒牙的牙冠宽度：6̄ 大于平均值加 1 个标准差。上下颌牙弓长度和牙槽基底弓长度均大于平均值加 1 个标准差。

间隙分析：用小野回归方程式计算牙列拥挤度，上颌 0.7mm 拥挤，下颌 1.1mm 拥挤（图 3）。

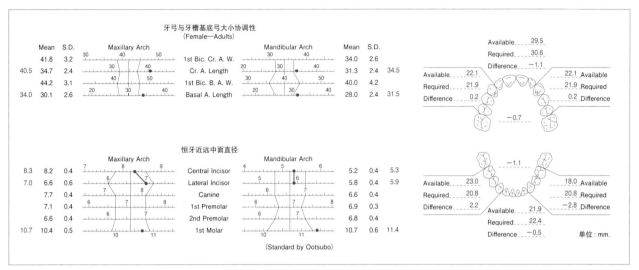

图 3　初诊模型分析

全口牙位曲面体层片　牙齿数目未见异常，5|5 牙胚偏近中（图 4）。

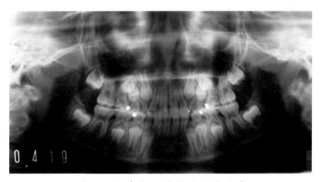

图 4　初诊全口牙位曲面体层片

头颅定位 X 线片　骨性指标：SNA=77.5°，SNB=71.5° 小于平均值减 1 个标准差，上下颌均发育不足。ANB=6.0°，表明相对于上颌骨，下颌后缩更加明显，上下颌前后关系不协调。另外，下颌平面角、下颌角小于平均值减 1 个标准差，为骨性深覆𬌗。牙性指标：上下中切牙角小于平均值减 1 个标准差；U–1–SN 大于平均值加 1 个标准差；L–1–MP 在标准范围内稍偏大，由此可见上下颌前牙唇倾（图 8）。

诊断　1|1 唇倾，下颌远中移位引起的上颌前突（安氏 II 类）。

● 治疗方案和过程

治疗方案和方法　患儿处于颌骨生长发育高峰期即青春期前期，下颌向前的生长发育可以改善下颌远中咬合，这是本病例的治疗方案，即采用相应的功能性矫治器来促进下颌向前生长发育。

治疗过程和结果　选择 Activator 作为矫治器（图 5）。设计预想咬合关系时，诱导下颌前移，上下颌切牙呈对刃或下颌切牙位于上颌切牙前方，按此咬合关系制作 Activator（图 6）。佩戴矫治器约 3 年，下颌明显向前方生长发育。由于替牙间隙依然存在，上下颌磨牙关系为安氏 Ⅲ 类。前牙深覆盖改善约 5mm。最终采用固定矫治器排齐上下颌牙列（图 7），持续 1 年。

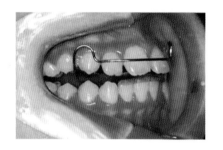
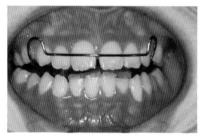
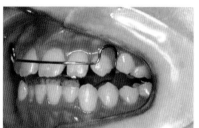

图 5　佩戴 Activator

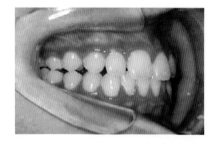
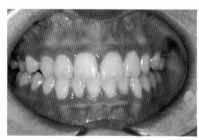
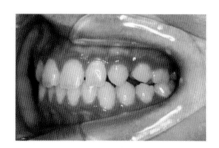

图 6　去除 Activator

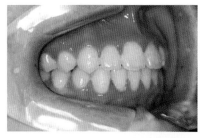
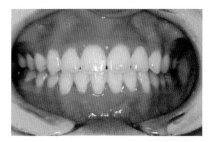
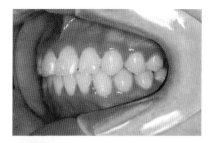
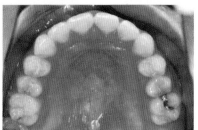
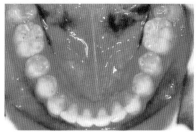

图 7　动态治疗结束时口内像

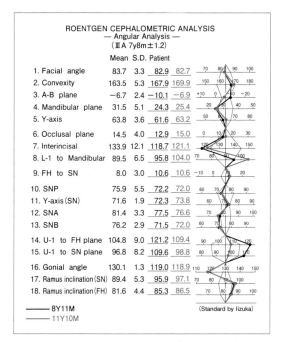

图 8　治疗前及治疗后的头影测量分析

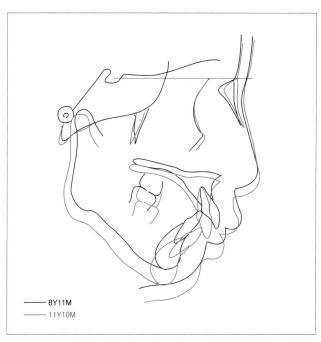

图 9　治疗前及治疗后头颅定位侧位片的重叠描记图

（近藤高正，後藤滋巳）

促进下颌生长发育改善上颌前突

关键词 下颌发育不足 上颌前突 深覆𬌗 上颌前牙唇倾 安氏Ⅱ类错𬌗

临床要点 对处于下颌快速生长发育期的混合牙列期儿童使用功能性矫治器效果好，尤其是促进下颌的生长发育和抬高咬合的效果。在治疗时，仔细观察功能性矫治器治疗效果，判断是否需要行Ⅱ期矫治。避免出现两种状态咬合（一种是与习惯性开闭口运动终点不一致的其他咬合状态，表现为一种习惯性咬合状态，另一种是偏离中心的咬合状态）是非常重要的。

● 病例摘要及诊断

患者 11岁2个月，女童。

主诉 上颌前突。

一般情况 身高体重均在标准范围内，健康状况良好，处于青春生长发育期。

颜面检查 正面观：面部左右对称性良好，面肌紧张。侧面观：上唇前突及下唇外翻（图1）。

口腔检查 磨牙关系左侧安氏Ⅱ类，右侧安氏Ⅰ类。覆盖 +8.0mm，覆𬌗 +5.4mm，深覆𬌗，下前颌牙中线偏左 2.0mm，疑似下颌骨功能性向左偏斜（图2）。

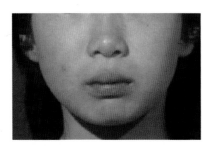
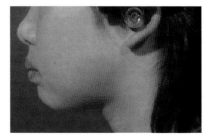

图1 初诊时面像

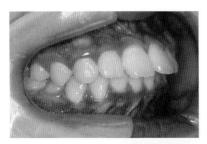
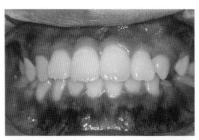
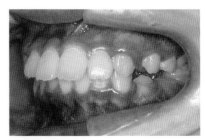
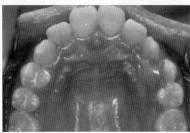
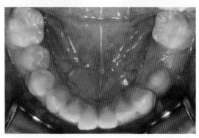

图2 初诊时牙列及咬合像

模型分析　已萌出恒牙牙冠宽度：除 $\overline{3}$ 外其他恒牙宽度均大于平均值加 1 个标准差。前牙比小于平均值减 1 个标准差。上下颌牙弓长度及牙弓宽度均大于平均值加 1 个标准差。

间隙分析：用小野回归方程式计算牙列拥挤度，上颌剩余 1.2mm 间隙，下颌 2.0mm 拥挤（图 3）。

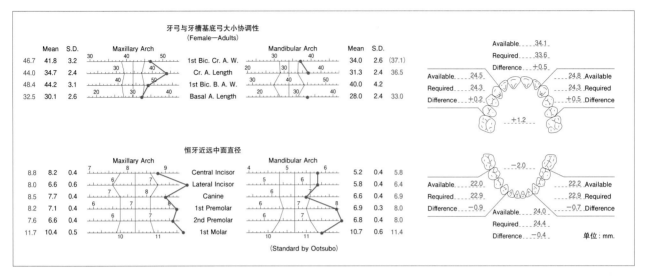

图 3　初诊时模型分析

全口牙位曲面体层片　牙齿数目未见异常，$\underline{8|8}$、$\overline{8|8}$ 均可见（图 4）。

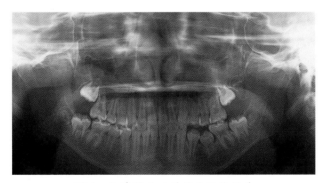

图 4　初诊时全口牙位曲面体层片

头颅定位 X 线片　骨性指标：SNA=79°，在标准范围内。SNB=75°，提示下颌后缩。下颌平面角在标准范围内。牙性指标：U-1-SN 大于平均值加 1 个标准差，可判断上颌切牙唇倾。L-1-MP 在标准范围内（图 7）。

诊断　下颌后缩伴上颌前突病例（左侧安氏 Ⅱ 类，右侧安氏 Ⅰ 类）。

● 治疗方案和过程

治疗方案和方法　促进下颌向前下方生长发育以改善覆𬌗、覆盖关系，进一步改善下颌功能性侧方移位为本病例的治疗方案。BJA（Bite jumping appliance）可促进下颌向前下方发育，同时改善下颌功能性侧方移位。乳恒牙替换后的恒牙列期，患者佩戴相应矫治器改善咬合，使得咬合更加紧密。另外，如果此时上颌前牙恰好没有咬合，则更有利于改善上颌前牙的唇倾。

治疗过程和结果　患者佩戴 BJA，促进下颌向前下方生长发育（图 5）。5 个月后，双侧上下颌磨牙伸长，双侧磨牙关系为安氏 Ⅲ 类。结束佩戴矫治器时，患者咬合高度明显上升。若将牙尖交错位时上下颌前牙中线对齐位置作为咬合位，下颌中线偏斜的情况将得以改善（图 6）。I 期治疗结束时，SNP 从初诊 74° 增加至 77.5°，SNB 从初诊 75° 增加至 78.5°，均增加 3.5°。ANB 从初诊 4° 减少至 1°。下颌显著向前下方生长发育。另外，下颌平面角从初诊时 35° 减少为 34°。牙性指标：U-1-FH 从初诊时 127° 减少至 122°；U-1-SN 从 116.0° 减少至 113.0°；L-1-MP 基本没有变化。I 期治疗结束后，7|7 萌出并观察 1 年，下颌后缩情况未加重。之后，建议患者佩戴固定矫治器使咬合更加紧密。前牙开𬌗、上下颌牙弓宽度不协调及前牙唇侧倾斜情况得到改善。

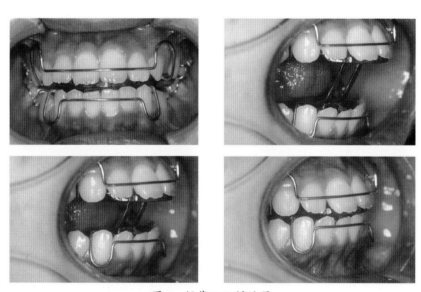

图 5　佩戴 BJA 矫治器

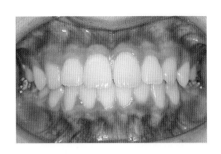

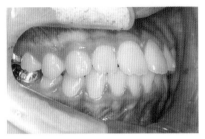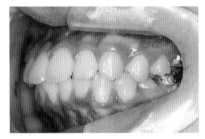

图 6　Ⅰ期治疗结束时

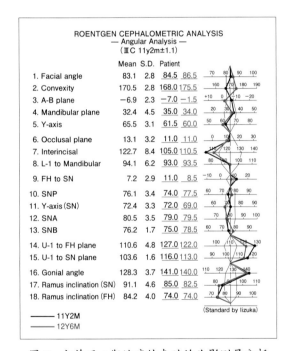

ROENTGEN CEPHALOMETRIC ANALYSIS
— Angular Analysis —
（ⅢC 11y2m±1.1）

	Mean	S.D.	Patient	
1. Facial angle	83.1	2.8	84.5	86.5
2. Convexity	170.5	2.8	168.0	175.5
3. A-B plane	−6.9	2.3	−7.0	−1.5
4. Mandibular plane	32.4	4.5	35.0	34.0
5. Y-axis	65.5	3.1	61.5	60.0
6. Occlusal plane	13.1	3.2	11.0	11.0
7. Interincisal	122.7	8.4	105.0	110.5
8. L-1 to Mandibular	94.1	6.2	93.0	93.5
9. FH to SN	7.2	2.9	11.0	8.5
10. SNP	76.1	3.4	74.0	77.5
11. Y-axis（SN）	72.4	3.3	72.0	69.0
12. SNA	80.5	3.5	79.0	79.5
13. SNB	76.2	1.7	75.0	78.5
14. U-1 to FH plane	110.6	4.8	127.0	122.0
15. U-1 to SN plane	103.6	1.6	116.0	113.0
16. Gonial angle	128.3	3.7	141.0	140.0
17. Ramus inclination (SN)	91.1	4.6	85.0	82.5
18. Ramus inclination (FH)	84.2	4.0	74.0	74.0

（Standard by Iizuka）

——— 11Y2M
——— 12Y6M

图 7　初诊及Ⅰ期治疗结束时的头影测量分析

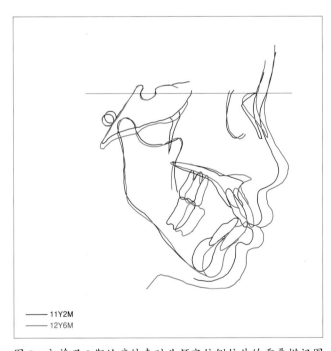

——— 11Y2M
——— 12Y6M

图 8　初诊及Ⅰ期治疗结束时头颅定位侧位片的重叠描记图

（宮澤　健，後藤滋巳）

扩大上颌牙弓及磨牙远中移动改善上颌前突

关键词　上颌前突　萌出间隙不足　拥挤　非拔牙矫治

临床要点　本病例中，对于混合牙列期上颌前突患儿进行早期矫治的意义在于通过改善磨牙关系以及扩弓获得恒牙萌出间隙，以做到非拔牙矫治的目的。但是，治疗方案的制订还需考虑拥挤度、上下颌前牙牙长轴方向、侧貌型、上下颌骨形态以及磨牙咬合关系等，同时要避免过度干预。Ⅰ期治疗结束后，应慎重评估是否需要拔牙，再开始Ⅱ期治疗。

● 病例摘要及诊断

患者　10岁4个月，女童。

主诉　上颌前牙区拥挤。

一般检查　健康状况良好。婴幼儿期有吮拇指不良习惯。

颜面检查　正面观：面部左右基本对称。侧面观：下唇明显前突，口唇闭合时可见颜面部肌肉紧张（图1）。

口腔检查　磨牙关系双侧均为安氏Ⅱ类，乳磨牙末端平面关系双侧均为垂直型。C|C 与 3|3 呈反𬌗，2|2 呈扇形萌出，|3 从 |C 唇侧错位萌出。下颌中线与面部中线相比向左侧偏斜1.5mm（图2）。

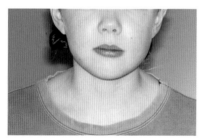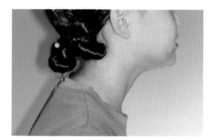

图1　初诊时面像

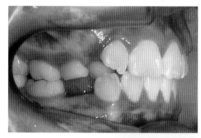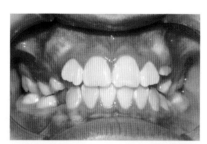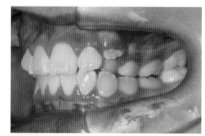

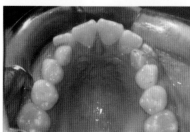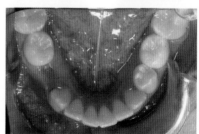

图2　初诊时牙列及咬合状态

模型分析　已萌出恒牙的牙冠宽度：$\underline{12}$、$\overline{4}$ 大于平均值加 1 个标准差，上下颌均有过大牙倾向。下颌牙弓长度大于平均值加 1 个标准差。上下颌牙槽基底弓长度均大于平均值加 1 个标准差。另外，虽然图中标示，参照大坪齿表，上颌牙弓宽度较同龄儿童狭窄。

间隙分析：用小野回归方程计算牙列拥挤度，上颌 3.0mm 拥挤，下颌 2.8mm 拥挤。特别说明，上颌 $\underline{6|6}$ 近中异位萌出导致萌出间隙不足（图 3）。

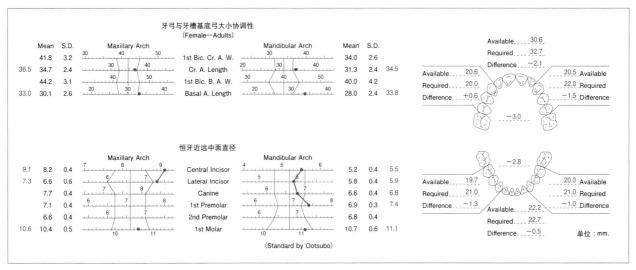

图 3　初诊时模型分析

全口牙位曲面体层片　牙齿数目未见异常，$\underline{8|8}$、$\overline{8|8}$ 牙胚均可见（图 4）。

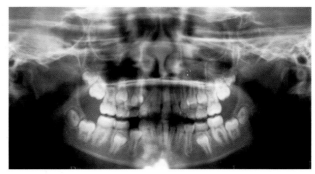

图 4　初诊时全口牙位曲面体层片

头颅定位 X 线片　骨性指标，SNA=81.5°，在标准范围内；SNB=79.5°，大于平均值加 1 个标准差。ANB=+20°，骨性 I 类。下颌平面角在标准范围内。牙性指标：U-1- SN、L-1 -MP 以及上下中切牙角均在标准范围内（图 9）。

诊断　牙列拥挤伴上颌前突病例（安氏 II 类）。

111

● 治疗方案和过程

治疗方案和方法 颜面部形态评估是判断是否拔牙矫治的指征之一。Ⅰ期治疗的原则为改善磨牙关系及上下颌恒牙萌出间隙不足。上颌牙弓扩展从而防止乳恒牙替换导致的牙列拥挤。另外，上颌第一磨牙远中移动可改善磨牙关系，恢复安氏Ⅰ类咬合关系。恒牙替换完成后，应慎重判断是否拔牙，然后开始Ⅱ期治疗。

治疗过程和结果 上颌佩戴四眼圈簧扩弓矫治器（图5）。下颌佩戴舌弓式间隙保持器维持间隙。随后更换磨牙远移器远中移动上颌第一磨牙（图6），使磨牙关系调整为安氏Ⅰ类。上颌第一磨牙远中移动后，上颌佩戴腭弓式间隙保持器，随访观察等待恒牙替换完成。Ⅰ期治疗结束时双侧磨牙关系均为安氏Ⅰ类，萌出间隙不足改善（图7），侧面型良好。再次诊断分析显示：Ⅱ期治疗非拔牙矫治即可，疗程1年2个月。上下颌佩戴可摘式保持器（图8~图10）。后期为保持咬合关系的稳定，可以考虑拔除 8|8、8|8。

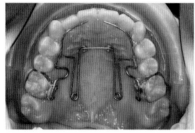
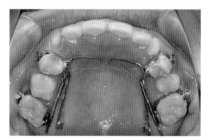

图5 佩戴四眼圈簧扩弓矫治器　　图6 佩戴磨牙远移器
（参考其他病例）

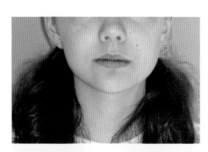
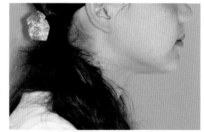

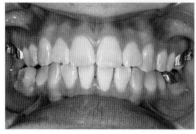
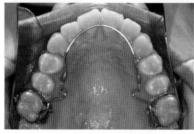
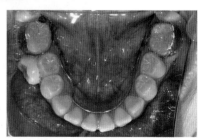

图7 Ⅰ期治疗结束时

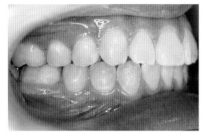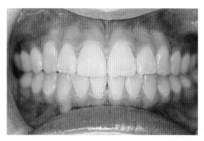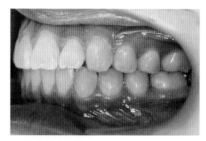

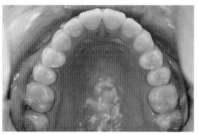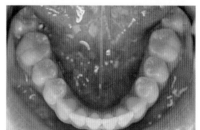

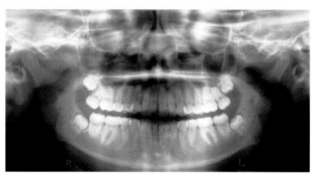

图 8　治疗结束时

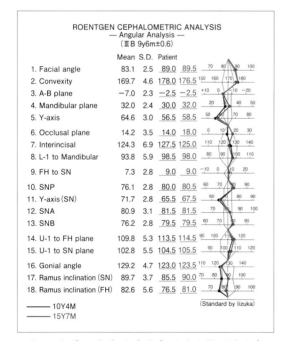

图 9　初诊及 I 期治疗结束时的头影测量分析

ROENTGEN CEPHALOMETRIC ANALYSIS
— Angular Analysis —
（ⅢB 9y6m±0.6）

	Mean	S.D.	Patient	
1. Facial angle	83.1	2.5	89.0	89.5
2. Convexity	169.7	4.6	178.0	176.5
3. A-B plane	−7.0	2.3	−2.5	−2.5
4. Mandibular plane	32.0	2.4	30.0	32.0
5. Y-axis	64.6	3.0	56.5	58.5
6. Occlusal plane	14.2	3.5	14.0	18.0
7. Interincisal	124.3	6.9	127.5	125.0
8. L-1 to Mandibular	93.8	5.9	98.5	98.0
9. FH to SN	7.3	2.8	9.0	9.0
10. SNP	76.1	2.8	80.0	80.5
11. Y-axis（SN）	71.7	2.8	65.5	67.5
12. SNA	80.9	3.1	81.5	81.5
13. SNB	76.2	2.8	79.5	79.5
14. U-1 to FH plane	109.8	5.3	113.5	114.5
15. U-1 to SN plane	102.8	5.5	104.5	105.5
16. Gonial angle	129.2	4.7	123.0	123.5
17. Ramus inclination (SN)	89.7	3.7	85.5	90.0
18. Ramus inclination (FH)	82.6	5.6	76.5	81.0

（Standard by Iizuka）

—— 10Y4M
—— 15Y7M

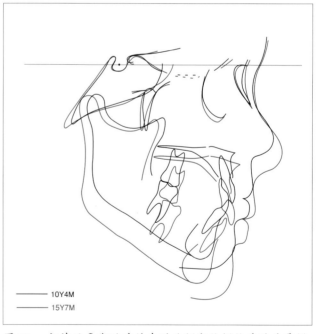

图 10　初诊及 I 期治疗结束时头颅定位侧位片的重叠描记图

—— 10Y4M
—— 15Y7M

（中野裕子，居波　徹）

113

扩大上颌牙弓改善后牙反𬌗

关键词　下颌偏斜　后牙反𬌗　上颌牙弓狭窄

临床要点　乳牙列期及混合牙列期下颌偏斜的病例中，同时存在单侧后牙反𬌗的情况比较常见。上颌牙弓狭窄、牙齿萌出位置异常引起咬合早接触导致功能性反𬌗，从而导致下颌偏斜。治疗目的之一也是预防骨性下颌偏斜的发生。早发现、早治疗是非常重要的。改善上颌牙弓狭窄可采用活动扩弓矫治器、四眼圈簧扩弓装置和上颌快速扩弓矫治器等，上颌骨骼扩大多采用快速扩弓矫治器。本病例使用乳牙快速扩弓矫治器改善上颌牙弓狭窄及下颌偏斜。

● 病例摘要及诊断

患者　6岁8个月，女童。

主诉　反𬌗。

一般检查　经牙科医生介绍来院治疗。身高体重在标准范围内，健康状良好，$\overline{A}$ 拔除史。

颜面检查　正面观：下颌略向左侧偏斜。侧面观：直面型。（图1）。

口腔检查　磨牙关系因上颌第一磨牙未萌出而不明确。乳磨牙末端平面关系左侧为垂直型，右侧为近中型。覆盖+2.0mm，覆𬌗+1.0mm。左侧后牙反𬌗。闭口时，$\overline{BCE}$与$\underline{BCE}$早接触，牙尖交错𬌗时下颌功能性左前方偏斜（图2）。

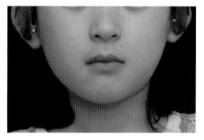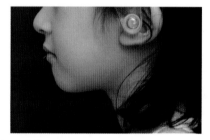

图1　初诊时面像

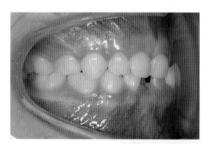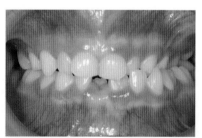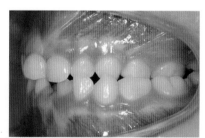

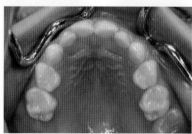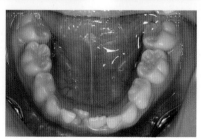

图2　初诊时牙列及咬合状态

114

模型分析 已萌出恒牙牙冠宽度均在标准范围内。与下颌相比，上颌牙弓宽度明显缩窄（图 3）。

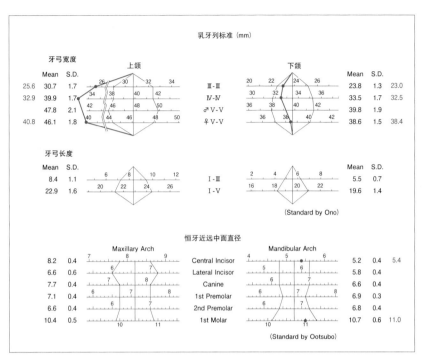

图 3 初诊时模型分析

全口牙位曲面体层片 牙齿数目无异常（图 4）。

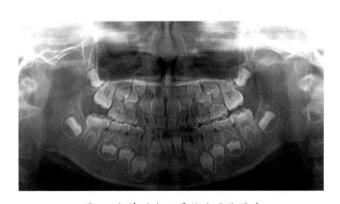

图 4 初诊时全口牙位曲面体层片

头颅定位 X 线片 骨性指标：SNA=81.1°，SNB=75.8°，SNP=75.6°，在标准范围之内。ANB=+5.3°，上下颌前后向不协调。下颌平面角在标准范围内略偏小，下颌后缩倾向。牙性指标：U-1（A）- FH、U-1（A）-SN 在标准范围内；L-1 -MP 大于平均值加 1 个标准差。图中虽然没有显示，但 FMIA=60.8°，在标准范围内，下颌前牙唇倾度正常（图 9）。

诊断 后牙反𬌗，伴下颌左侧偏斜及上颌牙弓狭窄（乳磨牙末端平面关系左侧为垂直型，右侧为近中型）。

● 治疗方案和过程

治疗方案和方法　治疗方针：去除早接触，改善下颌左侧偏斜及左侧后牙反𬌗。扩展上颌牙弓，改善后牙反𬌗后再次确认下颌位置。恒牙完全萌出后再次确认，采用固定矫治器排齐牙列。

治疗过程和结果　佩戴上颌乳牙快速扩弓矫治器侧方扩展上颌牙弓（图5）。螺旋弓扩大器早晚各转一次，每次转动1/4（0.2~0.25mm）圈。2周后，左侧反𬌗得到明显改善，停止扩弓，佩戴乳牙快速扩弓矫治器保持（图6）。保持6个月后，停止使用乳牙快速扩弓矫治器，再次确定下颌位置（图7）。约观察1年后，上下颌中线一致，下颌侧方偏斜得到改善（图8）。头影测量示下颌向前下方发育，SNA、SNB、SNP均在标准范围内。ANB=+5.0°，无明显变化（图9、图10）。密切随访观察患儿生长发育情况，恒牙替换完成后，根据牙列咬合情况再次诊断，预计采用固定矫治器排齐牙列。

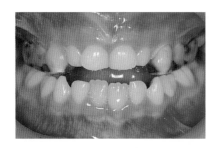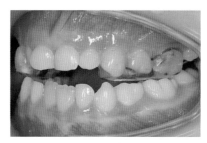

图5　佩戴乳牙列快速扩弓矫治器时

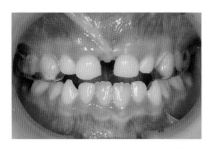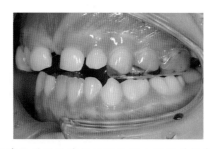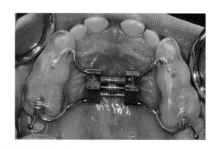

图6　佩戴乳牙列快速扩弓矫治器2周时（结束侧方扩弓时）

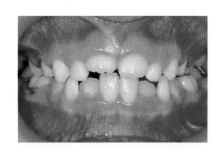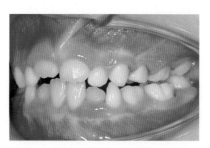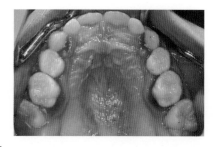

图7　去除乳牙列快速扩弓矫治器时

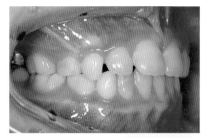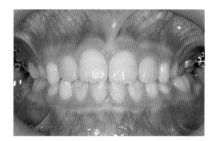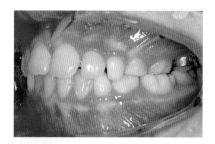

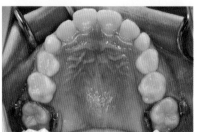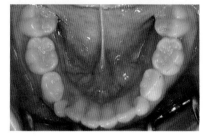

图 8　Ⅰ期治疗结束时

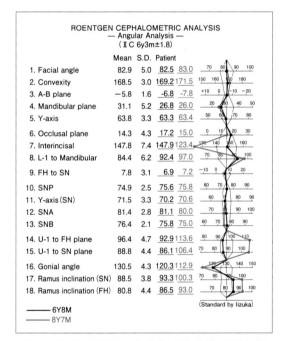

图 9　初诊及Ⅰ期治疗结束时的头影测量分析

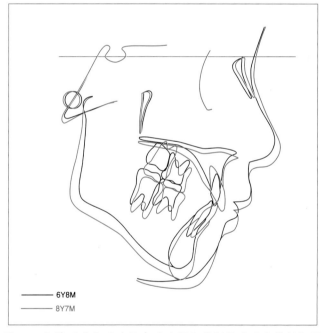

图 10　初诊及Ⅰ期治疗结束时头颅定位侧位片的重叠描记图

（柴田桃子，後藤滋巳）

破除口腔不良习惯及扩大上颌牙弓改善后牙反𬌗

关键词　下颌侧方移位　后牙反𬌗　吐舌不良习惯　口腔不良习惯　MFT

临床要点　下颌侧方移位自行纠正的可能性较小，乳牙列期获取正常的上下颌关系和肌功能是非常重要的。本病例中，不良习惯导致下颌侧方移位，上颌右侧牙列平坦；舌肌上抬力量不足，进而导致上颌牙弓相对狭窄，颞下颌关节出现杂音及不适，头影测量髁突未见改变。破除口腔不良习惯的同时进行MFT改善牙列情况，可在早期稳定咬合关系。

● 病例摘要及诊断

患者　6岁5个月，女童。

主诉　下颌侧方偏移。

一般检查　身高体重在标准范围内，健康状态良好。曾在儿科行舌系带修整术，可见右手托腮及吐舌习惯。

颜面检查　正面观：下颌略向左侧偏斜。侧面观：唇部明显前突（图1）。

口腔检查　磨牙关系左侧安氏Ⅱ类，右侧安氏Ⅰ类；乳磨牙末端平面关系左侧为垂直型，右侧为近中型。$\overline{1|1}$ 正在萌出中，左侧后牙反𬌗。上颌中线与颜面部中线一致，下颌中线向左侧偏斜3.5mm。另外，上颌右侧牙列与左侧相比，较平坦且偏斜（图2）。

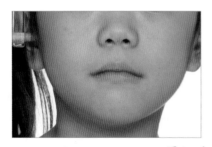
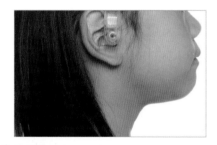

图1　初诊时面像

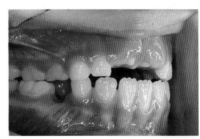
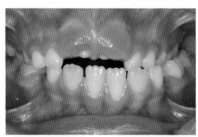
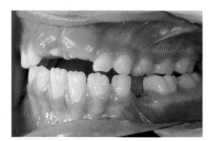
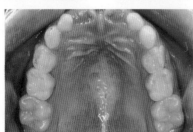
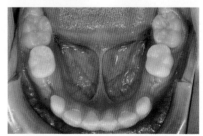

图2　初诊时牙列及咬合状态

模型分析　已萌出恒牙的牙冠宽度均在正常范围内。上下颌牙弓长度、牙槽基底弓长度均大于平均值加 1 个标准差。虽然未在图中示出，但参照大坪齿表，上颌牙弓宽度在标准范围内。

间隙分析：由于上颌侧切牙未萌出而不能确定，用小野回归方程式计算牙列拥挤度，下颌剩余 5.7mm 间隙（图 3）。

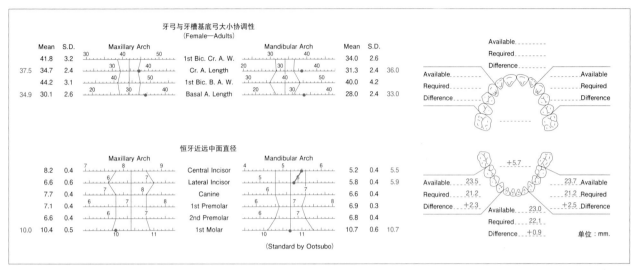

图 3　初诊时模型分析

全口牙位曲面体层片　牙齿数目无异常，牙根未见吸收。下颌髁突未见异常（图 4）。

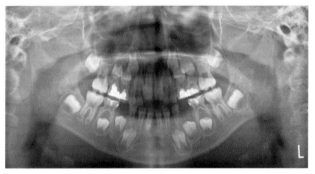

图 4　初诊时全口牙位曲面体层片

头颅定位 X 线片　骨性指标：SNA=79.7°，SNB=74.9°，在标准范围内。ANB=+4.8°，上下颌前后向不协调。牙性指标：U–1–SN、L–1–MP 大于平均值加 1 个标准差，上下颌前牙唇倾（图 7）。

诊断　下颌左侧偏斜伴后牙反𬌗（左侧安氏 II 类，右侧安氏 I 类）。

● 治疗方案和过程

治疗方案和方法 在改善托腮问题的同时，对吐舌不良习惯通过 MFT 进行破除，同时扩大上颌牙弓以改善左侧后牙反𬌗及对齐中线。MFT 训练舌肌上抬后，利用活动式扩弓矫治器扩大上颌牙弓改善左侧后牙反𬌗。扩弓后，采用片段弓排齐牙列，之后采用霍氏保持器保持。

治疗过程和结果 在改善了托腮问题后，舌肌问题也得到了训练和改善。确认舌肌上抬得到改善后，佩戴上颌扩弓矫治器，每天转动 1/4 圈（图 5）。扩大约 3.0mm 后（图 6），粘接上颌固定矫治器排齐牙列（图 7）。3 个月后牙列排齐，完成 I 期矫治，使用扩弓装置进行保持（图 8）。覆𬌗正常、覆盖过大，下前牙中线向左侧偏斜 1.0mm，无后牙反𬌗，双侧磨牙关系均为安氏 I 类。I 期治疗结束 2 年 6 个月后，左侧后牙呈正中咬合，侧貌型示凸面型，正面观左右对称（图 9~ 图 11）。采用骨龄判断生长发育高峰期结束时间进行再次诊断，后期利用固定矫治器使咬合更加紧密。

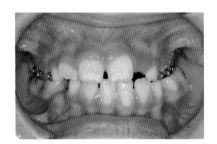 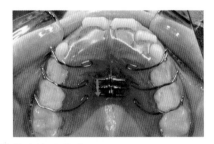

图 5　佩戴活动式扩弓矫治器时

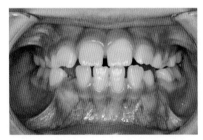 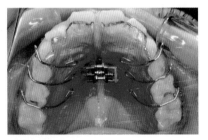

图 6　上颌扩弓结束时

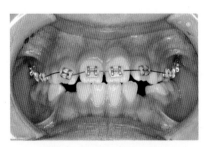 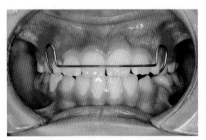

图 7　佩戴固定矫治器　　　　图 8　佩戴霍氏保持器

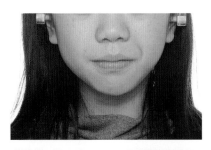
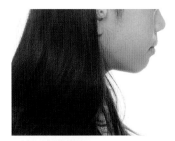
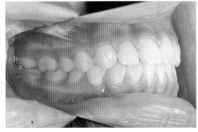
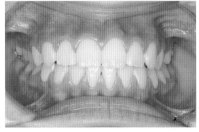
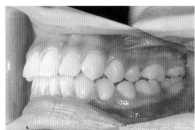
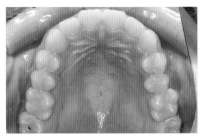
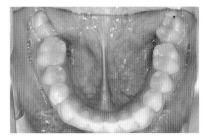

图 9　Ⅰ期治疗结束后 2 年 6 个月时

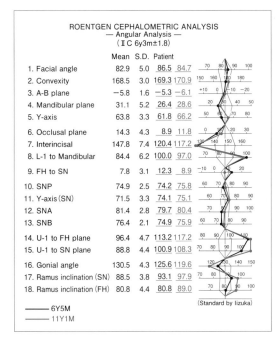
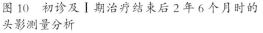

ROENTGEN CEPHALOMETRIC ANALYSIS
— Angular Analysis —
（ⅡC 6y3m±1.8）

	Mean	S.D.	Patient		
1. Facial angle	82.9	5.0	86.5	84.7	
2. Convexity	168.5	3.0	169.3	170.9	
3. A-B plane	−5.8	1.6	−5.3	−6.1	
4. Mandibular plane	31.1	5.2	26.4	28.6	
5. Y-axis	63.8	3.3	61.8	66.2	
6. Occlusal plane	14.3	4.3	8.9	11.8	
7. Interincisal	147.8	7.4	120.4	117.2	
8. L-1 to Mandibular	84.4	6.2	100.0	97.0	
9. FH to SN	7.8	3.1	12.3	8.9	
10. SNP	74.9	2.5	74.2	75.8	
11. Y-axis (SN)	71.5	3.3	74.1	75.1	
12. SNA	81.4	2.8	79.7	80.4	
13. SNB	76.4	2.1	74.9	75.9	
14. U-1 to FH plane	96.4	4.7	113.2	117.2	
15. U-1 to SN plane	88.8	4.4	100.9	108.3	
16. Gonial angle	130.5	4.3	125.6	119.6	
17. Ramus inclination (SN)	88.5	3.8	93.1	97.9	
18. Ramus inclination (FH)	80.8	4.4	80.8	89.0	

(Standard by Iizuka)

—— 6Y5M
—— 11Y1M

图 10　初诊及Ⅰ期治疗结束后 2 年 6 个月时的
头影测量分析

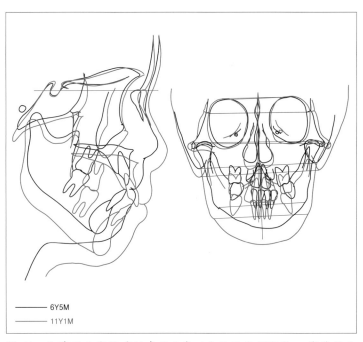

—— 6Y5M
—— 11Y1M

图 11　初诊及Ⅰ期治疗结束后 2 年 6 个月时头颅定位 X 线片的重
叠描记图

（中納治久，市川雄大，槇　宏太郎）

唇侧移动上颌前牙改善前牙反𬌗

关键词 前牙反𬌗

临床要点 本病例不存在骨性问题，是单纯的前牙反𬌗，采用𬌗垫式矫治器短时间内获得正常的覆𬌗关系。带双曲舌簧的𬌗垫式活动矫治器由于𬌗垫可以打开咬合，是被多数人认可的矫治装置。本病例采用覆盖磨牙咬合面的矫治器，咬合力可防止基板向上翘动，短期即可取得良好的治疗效果。但是，如长期使用此类活动矫治器，将存在压低磨牙区、抑制上颌侧方生长的风险，因此在设定打开咬合时不要太大，佩戴时间尽量不超过 3~4 个月。

● 病例摘要及诊断

患者 7 岁 1 个月，女童。

主诉 前牙反𬌗。

一般检查 身高体重在标准范围内，曾患过敏性鼻炎。

颜面检查 正面观：面部左右对称性良好。侧面观：凹面型，下唇及下颌明显前突（图 1）。

口内检查 磨牙咬合关系双侧均为安氏 I 类。乳磨牙末端平面关系双侧均为近中型，覆盖 –2.1mm，覆𬌗 +2.8mm，前牙反𬌗。上下颌中线一致（图 2）。

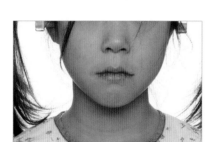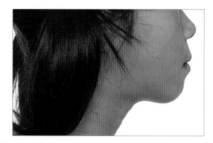

图 1 初诊时面像

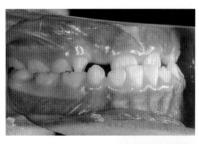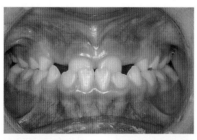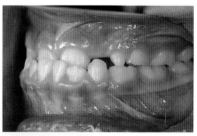

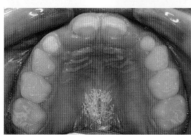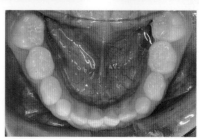

图 2 初诊时牙列及咬合状态

122

模型分析 已萌出恒牙的牙冠宽度：$\underline{6}$、$\overline{2}$ 小于平均值减 1 个标准差。上下颌牙弓长度、牙槽基底弓长度均在标准范围内。

间隙分析：由于上颌侧切牙未萌出而不能确定。用小野回归方程计算牙列拥挤度，下颌剩余 5.6mm 间隙（图 3）。

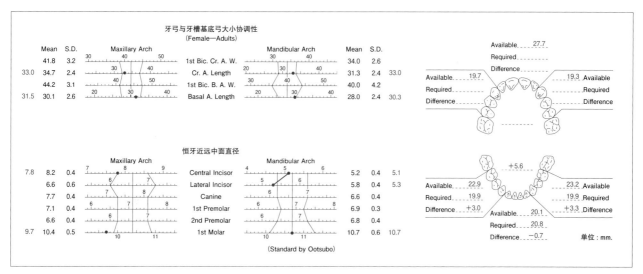

图 3 初诊时模型分析

全口牙位曲面体层片 牙齿数目无异常（图 4）。

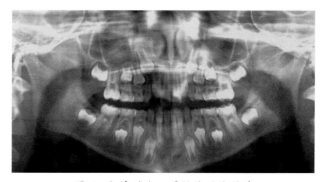

图 4 初诊时全口牙位曲面体层片

头颅定位 X 线片 骨性指标：SNA=80.5°，SNB=78.8°，在标准范围之内。ANB=+1.7°，提示下颌前突趋势。牙性指标：U-1－SN、L-1-MP 在标准范围内，上下颌前牙略向舌侧倾斜（图 8）。

诊断 前牙反𬌗（安氏 I 类）。

● 治疗方案和过程

治疗方案和方法　通过唇侧移动上颌前牙改善前牙覆𬌗关系后，观察生长状况，必要时可采取控制生长的治疗方案。前牙反𬌗时，若反覆𬌗深，如需改善则要使用活动矫治器。对于前牙反覆𬌗较深的病例，唇侧移动上颌前牙时由于下前牙的干扰，下颌无法后退，使用上颌后牙𬌗垫则可以使下颌后退更容易。

治疗过程和结果　上颌佩戴𬌗垫式矫治器，唇侧移动上颌前牙以改善前牙反𬌗（图5）。4个月后，覆盖 +2.0mm，覆𬌗 +3.5mm（图6）。随访发现恒牙萌出，覆盖正常（图7~图9）。

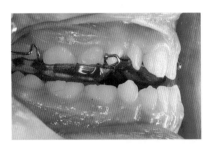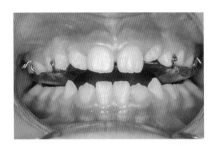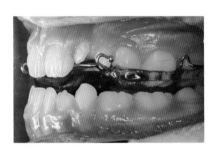

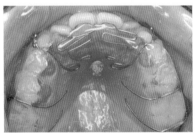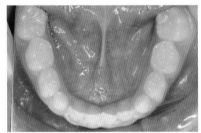

图 5　佩戴𬌗垫式矫治器时

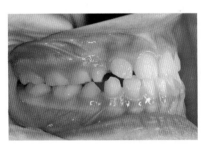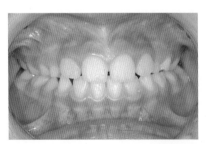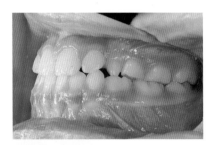

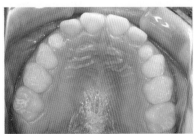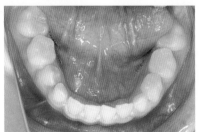

图 6　佩戴𬌗垫式矫治器 4 个月时

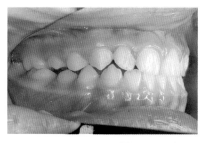
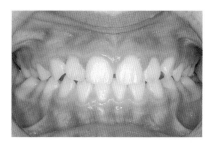
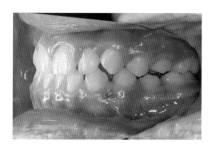
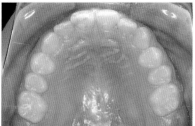
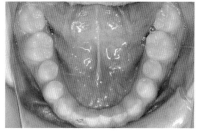

图 7 Ⅰ 期治疗结束时

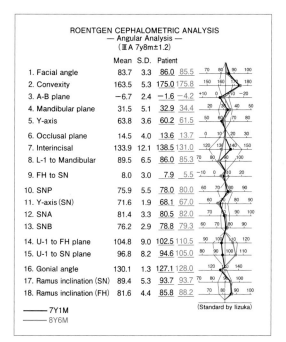

ROENTGEN CEPHALOMETRIC ANALYSIS
— Angular Analysis —
(ⅢA 7y8m±1.2)

	Mean	S.D.	Patient	
1. Facial angle	83.7	3.3	86.0	85.5
2. Convexity	163.5	5.3	175.0	175.8
3. A-B plane	−6.7	2.4	−1.6	−4.2
4. Mandibular plane	31.5	5.1	32.9	34.4
5. Y-axis	63.8	3.6	60.2	61.5
6. Occlusal plane	14.5	4.0	13.6	13.7
7. Interincisal	133.9	12.1	138.5	131.0
8. L-1 to Mandibular	89.5	6.5	86.0	85.3
9. FH to SN	8.0	3.0	7.9	5.5
10. SNP	75.9	5.5	78.0	80.0
11. Y-axis (SN)	71.6	1.9	68.1	67.0
12. SNA	81.4	3.3	80.5	82.0
13. SNB	76.2	2.9	78.8	79.3
14. U-1 to FH plane	104.8	9.0	102.5	110.5
15. U-1 to SN plane	96.8	8.2	94.6	105.0
16. Gonial angle	130.1	1.3	127.1	128.0
17. Ramus inclination (SN)	89.4	5.3	93.7	93.7
18. Ramus inclination (FH)	81.6	4.4	85.8	88.2

(Standard by Iizuka)

—— 7Y1M
—— 8Y6M

图 8 初诊及 Ⅰ 期治疗结束时的头影测量分析

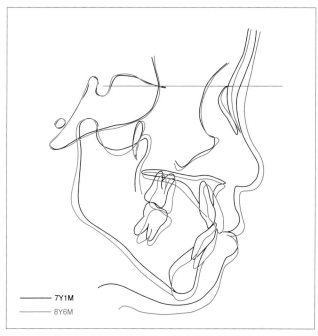

—— 7Y1M
—— 8Y6M

图 9 初诊及 Ⅰ 期治疗结束时头颅定位侧位片的重叠描记图

（田邉 怜，竹内陽平，槇 宏太郎）

125

唇侧移动上颌前牙改善前牙反𬌗

关键词　前牙反𬌗　下颌功能性前移　骨性下颌前突　预防性矫治

临床要点　预防错𬌗畸形，控制矫治力很重要。在本病例中，下颌过长导致下颌骨性前突，下颌仅可后退少许至前牙对刃𬌗。另外，∠SN-II′较正常值小（汤普森功能分析），下颌功能性前移。为了改善前牙覆𬌗关系，考虑到II期治疗受下颌生长发育状况的影响，在不过度唇侧倾斜上颌前牙的前提下，慎重判断是否进行拔牙治疗。

● 病例摘要及诊断

患者　9岁9个月，男童。

主诉　前牙反𬌗。

一般检查　身高体重在标准范围内，健康状态良好。

颜面检查　正面观：面部左右基本对称。侧面观：下颌微前突（图1）。

口腔检查　磨牙关系双侧均为安氏III类。乳磨牙末端平面关系双侧均为近中型。覆盖−1.0mm，覆𬌗+2.0mm，前牙反𬌗。上下颌中线一致，下颌可后退至前牙对刃𬌗（图2）。

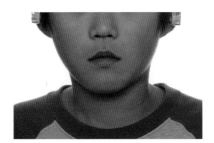
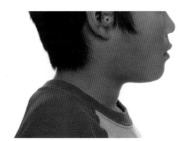

图1　初诊时面像

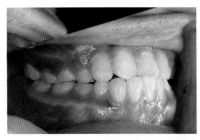
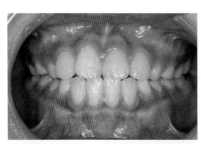
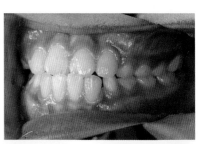
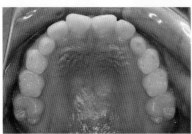
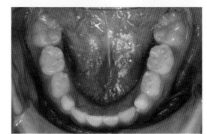
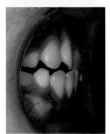

图2　初诊时牙列及咬合状态

模型分析　已萌出恒牙的牙冠宽度在标准范围内。牙弓长度、牙槽基底弓长度：上颌在标准范围内，下颌大于平均值加 1 个标准差。

间隙分析：用小野回归方程计算牙列拥挤度，下颌剩余 6.0mm 间隙。上颌 0mm 间隙，上颌双侧侧方牙群剩余 1.0mm 间隙（图 3）。

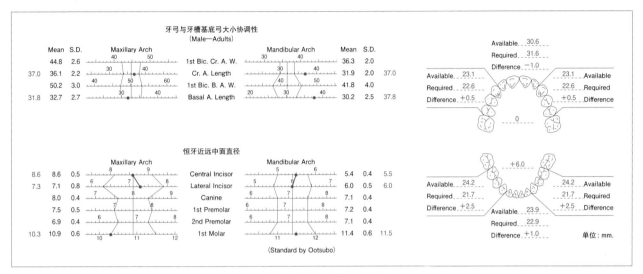

图 3　初诊时模型分析

全口牙位曲面体层片示：牙齿数目无异常，无牙根吸收。8|、8|8 牙胚可见（图 4）。

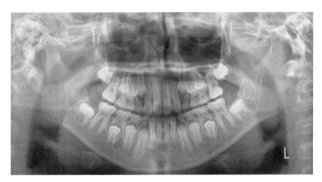

图 4　初诊时全口牙位曲面体层片

头颅定位 X 线片　骨性指标：SNA=89.5°，SNB=87.9°，大于平均值加 1 个标准差；ANB=+1.6°，提示下颌过度生长。牙性指标：U−1−SN 大于平均值加 1 个标准差；上颌前牙唇倾，L−1−MP 在标准范围内（图 10）。

诊断　下颌功能性前伸及过度生长导致骨性下颌前突（安氏 Ⅲ 类）。

127

● 治疗方案和过程

治疗方案和方法　治疗方案为唇侧倾斜上颌前牙以改善覆殆关系。上颌佩戴腭弓矫治器，通过辅助弹力弓丝唇倾前牙。改善前牙覆殆关系后，片段弓排齐牙列，佩戴霍氏保持器保持。

治疗过程和结果　上颌佩戴腭弓矫治器，附弹性唇展弓丝唇侧移动上颌前牙（图5）。2个月后，前牙覆殆改善（图6）。之后佩戴片段弓矫治器，关闭切牙散在间隙排齐牙列（图7）。片段弓矫治器佩戴5个月后牙齿排列整齐。I期治疗结束，佩戴霍氏保持器暂时性保持（图8）。I期治疗结束时覆殆及覆盖正常，后牙咬合关系为安氏I类（图9）。下颌向前下方顺时针生长被扭转，使得上颌前牙唇倾（图10,11）。后期将定期随访。

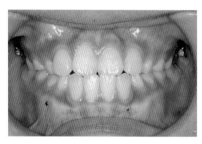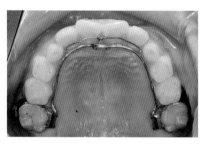

图5　佩戴腭弓矫治器

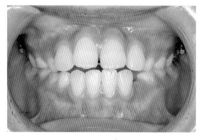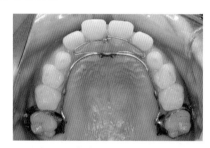

图6　佩戴腭弓矫治器2个月后保持（改善覆盖关系）

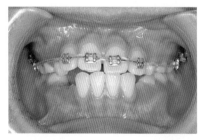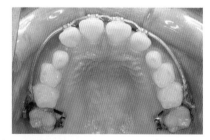

图7　佩戴片段弓

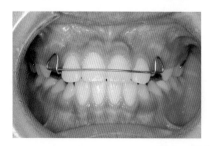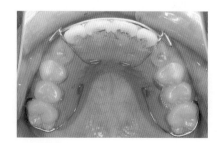

图8　佩戴霍氏保持器

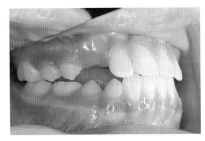
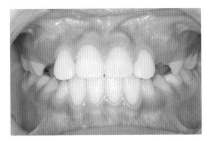
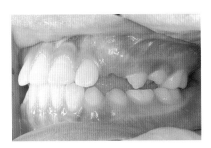
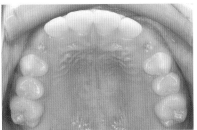
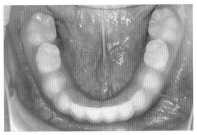
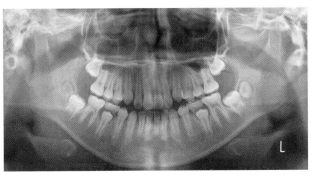

图 9　Ⅰ期治疗结束时

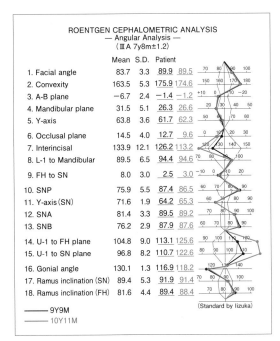

ROENTGEN CEPHALOMETRIC ANALYSIS — Angular Analysis — （ⅢA 7y8m±1.2）			
	Mean	S.D.	Patient
1. Facial angle	83.7	3.3	89.9　89.5
2. Convexity	163.5	5.3	175.9　174.6
3. A-B plane	−6.7	2.4	−1.4　−1.2
4. Mandibular plane	31.5	5.1	26.3　26.6
5. Y-axis	63.8	3.6	61.7　62.3
6. Occlusal plane	14.5	4.0	12.7　9.6
7. Interincisal	133.9	12.1	126.2　113.2
8. L-1 to Mandibular	89.5	6.5	94.4　94.6
9. FH to SN	8.0	3.0	2.5　3.0
10. SNP	75.9	5.5	87.4　86.5
11. Y-axis（SN）	71.6	1.9	64.2　65.3
12. SNA	81.4	3.3	89.5　89.2
13. SNB	76.2	2.4	87.9　87.6
14. U-1 to FH plane	104.8	9.0	113.1　125.6
15. U-1 to SN plane	96.8	8.2	110.7　122.6
16. Gonial angle	130.1	1.3	116.9　118.2
17. Ramus inclination (SN)	89.4	5.3	91.9　91.4
18. Ramus inclination (FH)	81.6	4.4	89.4　88.4

—— 9Y9M
—— 10Y11M

（Standard by Iizuka）

图 10　初诊及Ⅰ期治疗结束时的头影测量分析

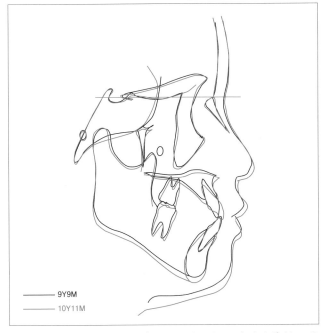

—— 9Y9M
—— 10Y11M

图 11　初诊及Ⅰ期治疗结束时头颅定位侧位片的重叠描记图

（中納治久，武井久美子，槇　宏太郎）

129

破除低位舌、吐舌习惯及纠正下颌前牙舌侧倾斜改善前牙反𬌗

关键词　前牙反𬌗　下颌功能性前方偏斜　骨性下颌前突　舌低位　吐舌习惯　MFT

临床要点　本病例是骨性Ⅲ类倾向的反𬌗。因下颌功能性前方偏斜已被确认，需尽早改善前牙覆𬌗以促进下颌生长发育。抬高后牙咬合，前牙覆𬌗变浅，改善前牙覆𬌗。特别说明，患者面型较短，咬合力较强时容易阻碍前牙的移动。另外，舌低位及吐舌不良习惯导致功能性下颌前突，应通过MFT改善肌功能，稳定咬合关系。

病例摘要及诊断

患者　9岁1个月，男童。

主诉　前牙反𬌗。

一般检查　身高在标准范围内，体重超过标准值，健康状况良好。

颜面检查　正面观：面部左右基本对称。侧面观：下唇明显突出（图1）。

口腔检查　磨牙关系双侧均为安氏Ⅲ类，乳磨牙末端平面关系双侧均为近中型，覆盖 −2.0mm，覆𬌗 +3.5mm，前牙反𬌗。21|12 扭转。上下颌中线一致，上下颌牙列散在间隙（图2）。息止颌位时切牙对刃，舌低位。

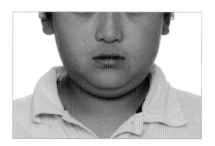

图1　初诊时面像

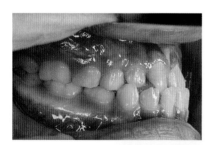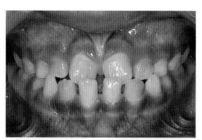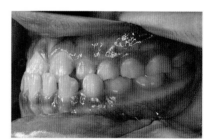

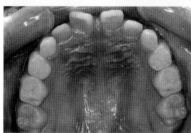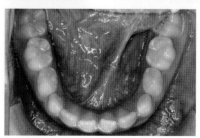

图2　初诊时牙列及咬𬌗关系

130

模型分析 已萌出恒牙的牙冠宽度：$\underline{16}$、$\overline{6}$ 小于平均值减 1 个标准差。牙弓长度、牙槽基底弓长度：上颌在标准范围内，下颌大于平均值加 1 个标准差。上颌方形牙弓，下颌 U 形牙弓。

间隙分析：用小野回归方程计算牙列拥挤度，上颌剩余 4.3mm 间隙，下颌剩余 1.9mm间隙（图 3）。

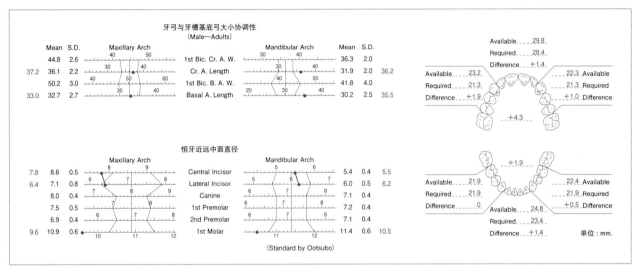

图 3 初诊时模型分析

全口牙位曲面体层片 牙齿数目无异常，未见 $\underline{8|8}$、$\overline{8|8}$ 牙胚（图 4）。

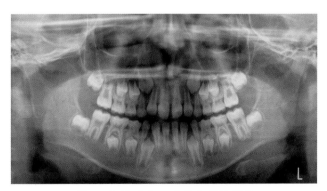

图 4 初诊时全口牙位曲面体层片

头颅定位 X 线片 骨性指标：SNA=81.2° 在标准范围内；SNB=82.7° 大于平均值加 2 个标准差；ANB=-1.5°，小于平均值减 1.5 个标准差。此外，图中未标示距离测量，下颌测量指标均大于平均值加 1 个以上标准差，表明下颌位于前方并过度生长。牙性指标：U-1-SN 大于平均值加 1 个标准差，上颌前牙唇倾。L-1-MP 在标准范围内（图 8）。

诊断 牙列间隙伴功能性下颌前突（安氏Ⅲ类）。

● 治疗方案和过程

治疗方案和方法　治疗方案为改变舌低位、破除吐舌习惯，同时改善前牙覆𬌗关系。采用 MFT 改善舌低位及吐舌，下颌𬌗垫式活动矫治器附双曲唇弓打开咬合并内收下前牙改善前牙覆𬌗。之后为改善 21|12 扭转，采用片段弓固定矫治器排齐整平上颌前牙。侧方牙群替换后再进行诊断，必要时佩戴固定矫治器排齐整平上下颌牙列。

治疗过程和结果　下颌佩戴霍式活动矫治器附双曲唇弓，磨除矫治器下前牙舌侧基托的同时内收下颌前牙（图 5）。6 个月后，前牙覆𬌗得到改善，佩戴片段弓固定矫治器，排齐整平上下颌前牙（图 6）。片段弓固定矫治器佩戴 6 个月后，去除矫治器，佩戴保持器保持。整个治疗过程中配合 MFT。保持时覆𬌗增加 1.5mm，覆盖增加 1.5mm。侧方牙群替换后，随访观察，结束动态治疗（图 7~ 图 9）。上颌佩戴保持器 1 年，维持咬合稳定。

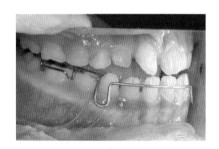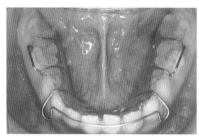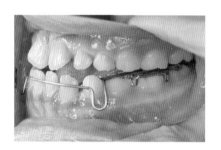

图 5　佩戴下颌霍式活动矫治器

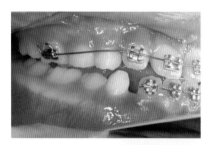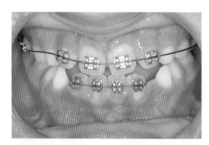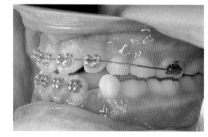

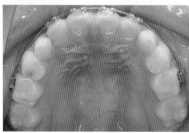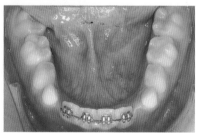

图 6　佩戴片段弓固定矫治器

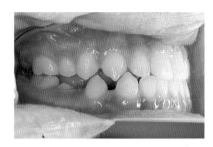
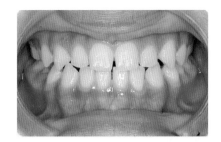
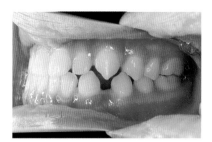
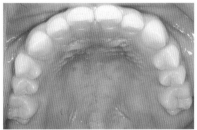
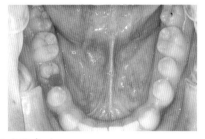

图 7　动态治疗结束时

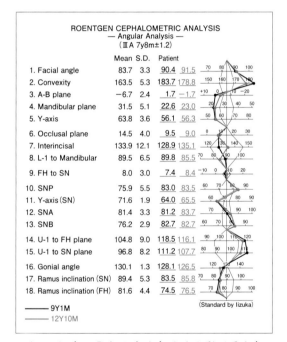

ROENTGEN CEPHALOMETRIC ANALYSIS
— Angular Analysis —
（ⅢA 7y8m±1.2）

	Mean	S.D.	Patient	
1. Facial angle	83.7	3.3	90.4	91.5
2. Convexity	163.5	5.3	183.7	178.8
3. A-B plane	−6.7	2.4	1.7	−1.7
4. Mandibular plane	31.5	5.1	22.6	23.0
5. Y-axis	63.8	3.6	56.1	56.3
6. Occlusal plane	14.5	4.0	9.5	9.0
7. Interincisal	133.9	12.1	128.9	135.1
8. L-1 to Mandibular	89.5	6.5	89.8	85.5
9. FH to SN	8.0	3.0	7.4	8.4
10. SNP	75.9	5.5	83.0	83.5
11. Y-axis（SN）	71.6	1.9	64.0	65.5
12. SNA	81.4	3.3	81.2	83.7
13. SNB	76.2	2.9	82.7	82.7
14. U-1 to FH plane	104.8	9.0	118.5	116.1
15. U-1 to SN plane	96.8	8.2	111.2	107.7
16. Gonial angle	130.1	1.3	128.1	126.5
17. Ramus inclination (SN)	89.4	5.3	83.5	85.8
18. Ramus inclination (FH)	81.6	4.4	74.5	76.5

—— 9Y1M
—— 12Y10M

(Standard by Iizuka)

图 8　初诊及Ⅰ期治疗结束时的头影测量分析

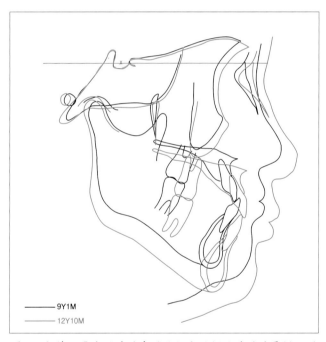

—— 9Y1M
—— 12Y10M

图 9　初诊及Ⅰ期治疗结束时头颅定位侧位片的重叠描记图

（藤川泰成，槇　宏太郎）

133

促进上颌生长发育改善前牙反𬌗

关键词　功能性　前牙反𬌗　上颌后缩　下颌前突

临床要点　下颌前突的主要原因有功能性、骨性和牙性。本病例中，由于下颌可后退至前牙对刃𬌗，考虑为功能性反𬌗。引起功能异常的原因之一是上颌处于后缩位，由于上颌位置不受功能影响，为了改善功能和骨骼的关系，采用上颌前方牵引器治疗。上颌前方牵引器应在上颌生长发育的青春期前使用，早期治疗能达到良好效果。

● 病例摘要及诊断

患者　6岁5个月，女童。

主诉　前牙反𬌗。

一般检查　身高体重在标准范围内，健康状况良好。

颜面检查　正面观：面部左右对称性良好。侧面观：下颌略显突出（图1）。

口腔检查　磨牙关系由于⌊6未萌出而不确定，乳磨牙末端平面关系双侧均为近中型，覆盖-4.1mm，覆𬌗+4.1m，前牙反𬌗。1│1萌出中，A│A松动。上下颌中线一致，并与颜面部中线一致，下颌可后退至前牙对刃𬌗（图2）。

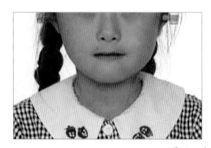
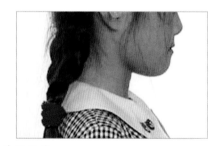

图1　初诊时面像

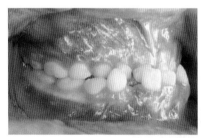
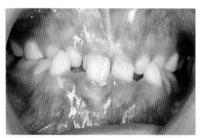
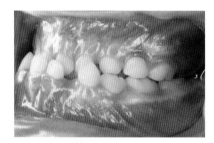
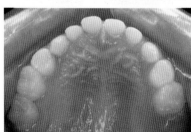
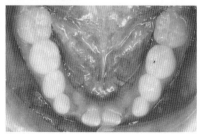

图2　初诊时牙列及咬合状态

模型分析　已萌出恒牙的牙冠宽度在标准范围内。牙弓宽度及牙弓长度：上下颌在标准范围内，上颌偏小、下颌有偏大倾向（图 3）。

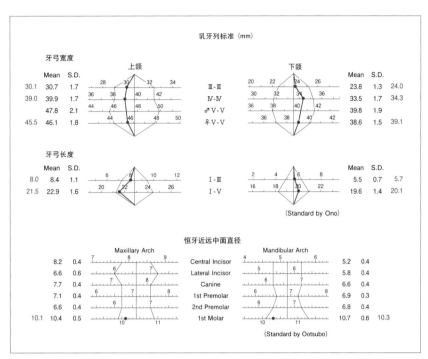

图 3　初诊时模型分析

全口牙位曲面体层片　牙齿数目无异常，恒牙根在发育中（图 4）。

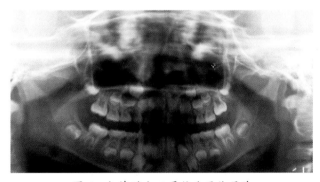

图 4　初诊时全口牙位曲面体层片

头颅定位 X 线片　骨性指标：SNA=80.0°，在标准范围内偏小。SNB=80.5° 大于平均值加 1 个标准差。ANB=−0.5°，上下颌处于后缩位，下颌相对前突。牙性指标：U−1（A）−SN 大于平均值加 1 个标准差，上颌乳前牙唇倾。L−1−MP 在标准范围内（图 9）。

诊断　功能性前牙反𬌗伴上颌后缩（乳磨牙末端平面关系为近中型）。

● 治疗方案和过程

治疗方案和方法　治疗以促进上颌生长发育来改善功能性反𬌗为目标。上颌佩戴腭弓矫治器,配合前方牵引器促进上颌生长发育。由于反覆𬌗较深,为不妨碍上颌前方移动,下颌需同时佩戴斜面导板式𬌗垫矫治器。上颌牵引器每天至少佩戴 14h。覆𬌗改善后,必要时采用固定矫治器排齐牙列。

治疗过程和结果　上颌佩戴前方牵引器(图 5)。9 个月后,前牙覆𬌗得到改善, 1|1 开始萌出。治疗 3 个月后, 1|1 完全萌出,覆盖达到 2mm,去除上颌前方牵引器。然后,观察恒牙替换过程, 2| 舌侧错位,下颌不稳定, 3| 唇侧高位萌出(图 6),上颌佩戴片段弓固定矫治器排齐牙列,1 年后 32| 排齐(图 7)。持续使用霍氏保持器 4 年,维持咬合稳定(图 8~图 10)。

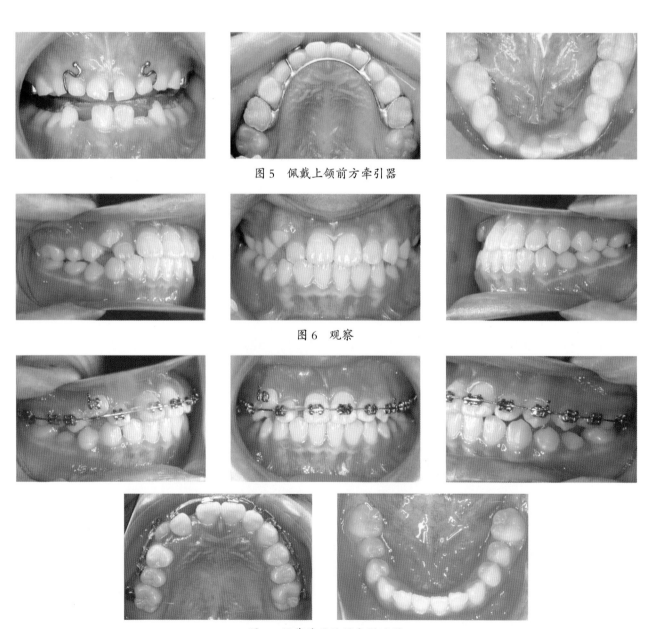

图 5　佩戴上颌前方牵引器

图 6　观察

图 7　佩戴片段弓固定矫治器

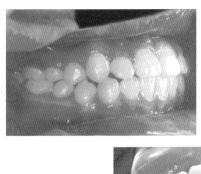
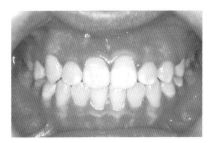
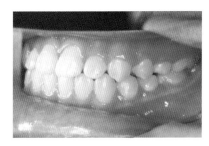
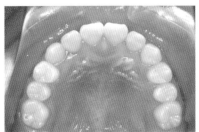
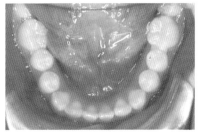

图 8　Ⅰ 期治疗结束时

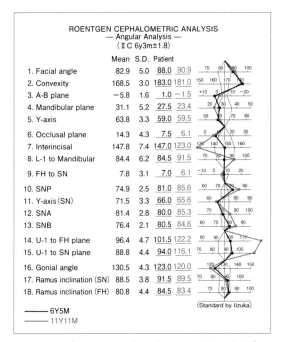

ROENTGEN CEPHALOMETRIC ANALYSIS — Angular Analysis — (Ⅱ C 6y3m±1.8)	Mean	S.D.	Patient	
1. Facial angle	82.9	5.0	88.0	90.9
2. Convexity	168.5	3.0	183.0	181.0
3. A-B plane	−5.8	1.6	1.0	−1.5
4. Mandibular plane	31.1	5.2	27.5	23.4
5. Y-axis	63.8	3.3	59.0	59.5
6. Occlusal plane	14.3	4.3	7.5	6.1
7. Interincisal	147.8	7.4	147.0	123.0
8. L-1 to Mandibular	84.4	6.2	84.5	91.5
9. FH to SN	7.8	3.1	7.0	6.1
10. SNP	74.9	2.5	81.0	85.6
11. Y-axis (SN)	71.5	3.3	66.0	65.6
12. SNA	81.4	2.8	80.0	85.3
13. SNB	76.4	2.1	80.5	84.6
14. U-1 to FH plane	96.4	4.7	101.5	122.2
15. U-1 to SN plane	88.8	4.4	94.0	116.1
16. Gonial angle	130.5	4.3	123.0	120.0
17. Ramus inclination (SN)	88.5	3.8	91.5	89.5
18. Ramus inclination (FH)	80.8	4.4	84.5	83.4

—— 6Y5M
—— 11Y11M

(Standard by Iizuka)

图 9　初诊及 Ⅰ 期治疗结束时的头影测量分析

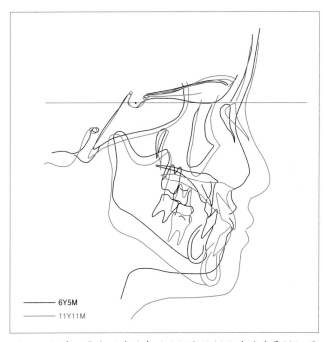

—— 6Y5M
—— 11Y11M

图 10　初诊及 Ⅰ 期治疗结束时头颅定位侧位片的重叠描记图

（大嶋貴子，槇　宏太郎）

137

促进上颌生长发育改善前牙反殆

关键词 上颌发育不足 前牙反殆 骨性下颌前突 早接触

临床要点 本病例通过前方牵引器改善上颌骨发育不足。对于反覆殆较深的病例，在使用前方牵引器时，需要在打开咬合的同时进行牵引。一般来说，在乳牙列期口内使用活动矫治器，混合牙列期口内则多使用腭弓式固定矫治器，根据覆殆状态不同，选择矫治装置和牵引方向进行治疗。

● 病例概要及诊断

患者 7岁8个月，女童。

主诉 "地包天"。

一般检查 身高体重均在标准范围内，健康状态良好。

颜面检查 正面观：下颌向左偏斜。侧面观：牙尖交错位时面中部凹陷，早接触位时呈直面型（图1）。

口腔检查 磨牙关系双侧均为安氏Ⅲ类。乳磨牙末端平面关系双侧均为近中型。覆盖 –1.0mm，覆殆 +2.5mm。B̲ 残冠。1̲、1̄ 早接触，咬合时下颌被引导至前方。上颌中线偏向右侧，下颌中线偏向左侧（图2）。

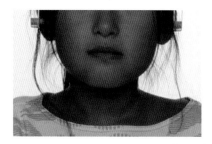
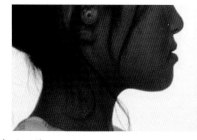

图1 初诊时面像

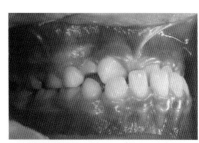
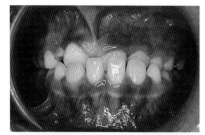
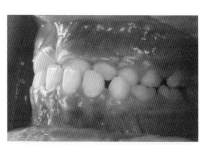
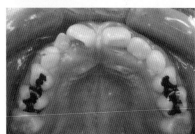
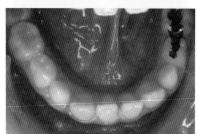
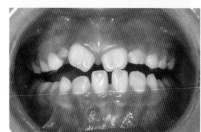

图2 初诊时牙列和咬合状态

138

模型分析　已萌出恒牙的牙冠宽度：$\underline{1}$、$\overline{12}$ 在标准范围内，但 $\underline{6}$、$\overline{6}$ 小于平均值减 1 个标准差。牙弓长度和牙槽基底弓长度：上颌在标准范围内，下颌大于平均值加 1 个标准差。

间隙分析：用小野回归方程计算牙列拥挤度，上颌因侧切牙未萌出而不明，下颌 6.7mm 拥挤（图 3）。

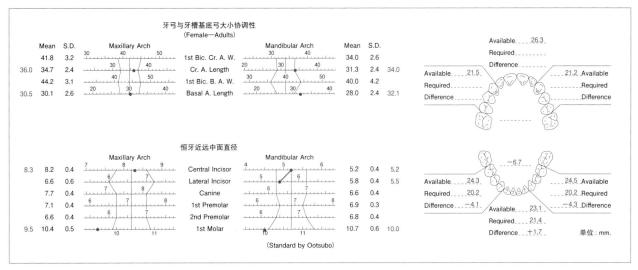

图 3　初诊时模型分析

全口牙位曲面体层片　$\underline{|2}$ 萌出中，未发现牙齿数目异常，牙根形成无明显异常（图 4）。

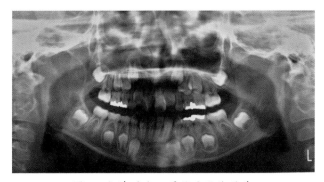

图 4　初诊时全口牙位曲面体层片

头颅定位 X 线片　骨性指标：SNA=77°，小于平均值减 1 个标准差。SNB=78°，在标准范围内；ANB=−1.0°，可以推断下颌位于上颌前方。牙性指标：U-1-SN、L-1-MP 均在标准范围内（图 9）。

诊断　伴上颌骨发育不足和前牙早接触的骨性下颌前突病例（安氏Ⅲ类）。

● 治疗方案和过程

治疗方案和方法　治疗方案的目标为促进上颌骨发育。咬合时反覆殆深，又因下颌前牙区阻挡，使上颌不易被向前方牵引，故在后牙区制作树脂殆垫打开咬合，并配合使用上颌前方牵引器。牙齿替换完成后，进行再次诊断，视情况通过固定矫治器排齐整平牙列。

治疗过程和结果　佩戴上颌前方牵引器，仅夜间使用（图5）。2个月后，覆殆改善，但仍需在咬合稳定之前继续佩戴上颌前方牵引器并维持半年，观察的同时等待 2| 萌出。之后，由于 2| 舌侧萌出，在白天时使用焊接双曲舌簧的腭弓式矫治器（图6）。 2| 唇侧移动结束后，通过片段弓排齐整平切牙（图7）。切牙排齐整平后，结束Ⅰ期治疗（图8~图10）。在保持过程中使用暂时性保持器。待侧方牙群替换后，再次诊断并决定是否进行Ⅱ期治疗。

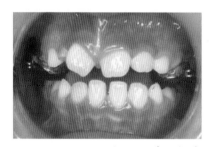
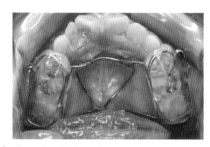

图5　佩戴上颌前方牵引器（口内部分）

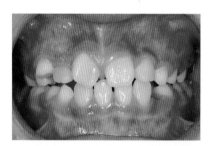
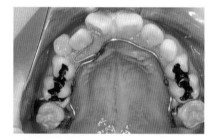

图6　佩戴焊接有双曲舌簧的腭弓式矫治器

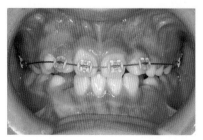
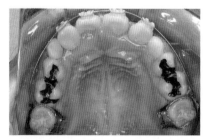

图7　片段弓固定矫治

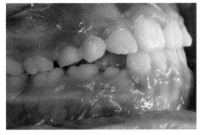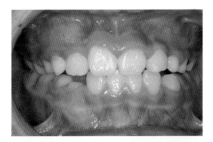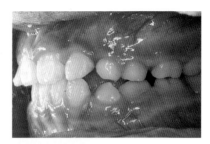

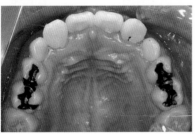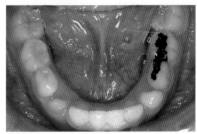

图 8　Ⅰ期治疗结束时

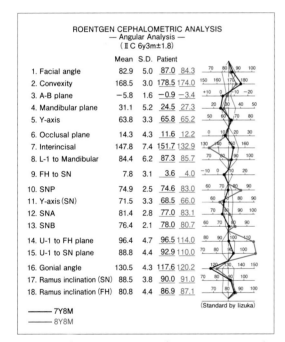

图 9　初诊时和Ⅰ期治疗结束时的头影测量分析

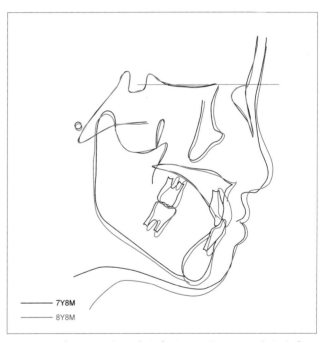

图 10　初诊时和Ⅰ期治疗结束时头颅定位侧位片的重叠描记图

（友安洋子，槇　宏太郎）

扩大上颌牙弓促进生长发育改善前牙反𬌗

关键词 上颌骨发育不足　前牙反𬌗　侧方牙齿反𬌗　骨性下颌前突　上颌牙弓狭窄

临床要点 混合牙列期单侧牙齿反𬌗多为上颌牙弓相对狭窄，或者因狭窄而早接触，下颌发生功能性偏斜。在混合牙列期纠正侧方牙齿反𬌗、调整下颌的生长方向非常重要。在选择治疗方法时，因上颌牙弓的骨性狭窄而诱发侧方牙齿反𬌗时，可使用固定式快速扩弓矫治器或乳牙快速扩弓矫治器等扩展上颌牙弓宽度。若下颌因早接触发生功能性偏斜，可以考虑四眼圈簧扩弓矫治器和腭弓矫治器等消除早接触。

● 病例概要和诊断

患者　7岁11个月，女童。

主诉　反𬌗。

一般检查　身高体重都在标准范围内，健康状态良好。

颜面检查　正面观：下颌轻度左偏。侧面观：上颌凹陷和下颌前突，其中下唇突出感较为明显。另外，颏肌紧张（图1）。

口腔检查　磨牙关系因两侧 6|6 未萌出而不明确。乳磨牙末端平面关系双侧均呈显著的近中型。CB|BCDE 、DCB|BCDE6 反𬌗，并且 1|1 舌侧错位（图2）

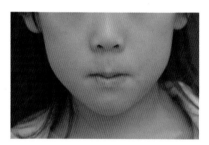
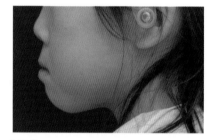

图1　初诊时面像

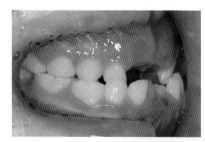
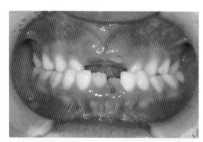
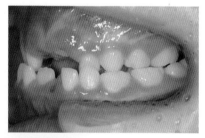
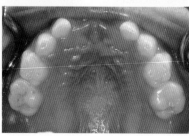
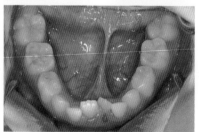

图2　初诊时口内牙列和咬合像

模型分析　已萌出恒牙的牙冠宽度：$\overline{6}$ 小于平均值减 1 个标准差。牙弓宽度测量：上颌 D-D 间小于平均值减 1 个标准差；下颌在标准范围内。牙弓长度：上颌在标准范围内；下颌小于平均值减 1 个标准差（图 3）。

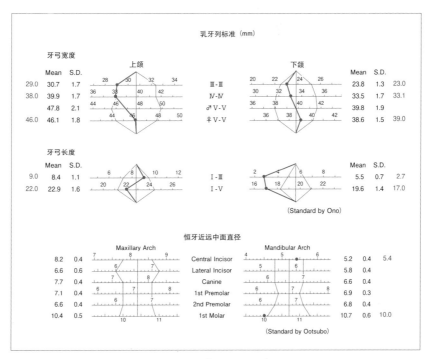

图 3　初诊时模型分析

全口牙位曲面体层片　未发现牙齿数目等异常，$\underline{8|8}$、$\overline{8|8}$ 牙胚未见（图 4）。

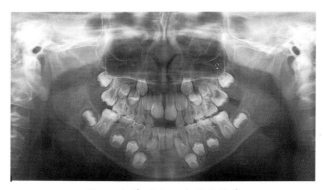

图 4　初诊时全口曲面断层片

头颅定位 X 线片　骨性指标：SNA=79.4°，在标准范围内稍小；SNB=78.5°，在标准范围内稍大；ANB= +0.9°，稍大于平均值。颌凸角大于平均值加 2 个标准差。上下牙槽座角大于平均值加 3 个标准差，提示上颌后退位。牙性指标：L-1 -MP 小于平均值减 1 个标准差，下颌前牙舌倾（图 7）。

诊断　侧方牙齿反𬌗伴骨性下颌前突病例（乳磨牙末端平面关系为近中型）。

143

● 治疗方案和过程

治疗方案和方法　治疗方案为改善上颌牙弓狭窄和中线偏斜、骨性下颌前突。佩戴乳牙快速扩弓矫治器改善上颌牙弓狭窄和中线偏斜，在进行上颌牙弓宽度扩展的同时诱导下颌牙弓宽度随之改变。上颌前方牵引器的反作用力可以改善骨性下颌前突。在反𬌗改善和恒牙替换完成后再进行诊断，使用固定矫治器排齐整平牙列。

治疗过程和结果　乳牙列时，佩戴上颌快速扩弓矫治器，扩展牙弓宽度，同时使用面弓（头帽）式上颌前方牵引器促进上颌骨向前生长，其结果是 1 年后下颌左侧偏斜和前牙反𬌗得到改善，获得上颌恒牙的萌出间隙（图 5）。至此，停止使用上颌快速扩弓矫治器。随后观察恒牙的替换过程（图 6~ 图 8）。定期复查，在恒牙列替换完成后再次进行诊断，并计划通过固定矫治器排齐整平牙列。

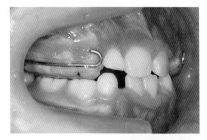
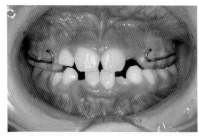
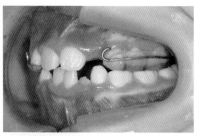
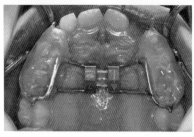
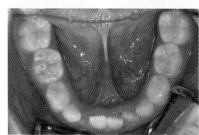

图 5　佩戴乳牙快速扩弓矫治器及上颌前方牵引器 1 年后

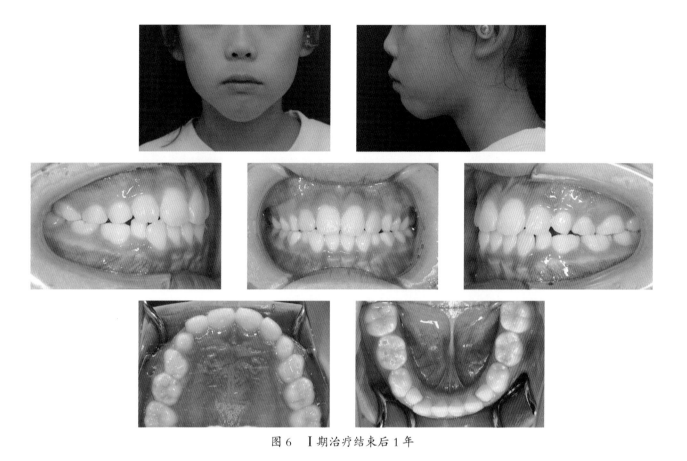

图 6　Ⅰ期治疗结束后 1 年

	Mean	S.D.	Patient		
1. Facial angle	83.7	3.3	86.4	87.5	
2. Convexity	163.5	5.3	175.0	172.0	
3. A-B plane	−6.7	2.4	0.6	−3.1	
4. Mandibular plane	31.5	5.1	35.2	32.8	
5. Y-axis	63.8	3.6	62.1	61.9	
6. Occlusal plane	14.5	4.0	12.1	11.6	
7. Interincisal	133.9	12.1	142.1	127.1	
8. L-1 to Mandibular	89.5	6.5	74.2	84.1	
9. FH to SN	8.0	3.0	9.6	10.3	
10. SNP	75.9	5.5	76.8	77.1	
11. Y-axis (SN)	71.6	1.9	71.6	72.2	
12. SNA	81.4	3.3	79.4	81.2	
13. SNB	76.2	2.9	78.5	78.0	
14. U-1 to FH plane	104.8	9.0	(108.4)	116.0	
15. U-1 to SN plane	96.8	8.2	(98.9)	105.7	
16. Gonial angle	130.1	1.3	139.0	134.9	
17. Ramus inclination (SN)	89.4	5.3	85.8	88.2	
18. Ramus inclination (FH)	81.6	4.4	76.2	77.9	

ROENTGEN CEPHALOMETRIC ANALYSIS — Angular Analysis — (ⅢA 7y8m±1.2) (Standard by Iizuka)

—— 7Y11M
—— 10Y0M

图 7　初诊时和Ⅰ期治疗结束后 1 年的头影测量分析

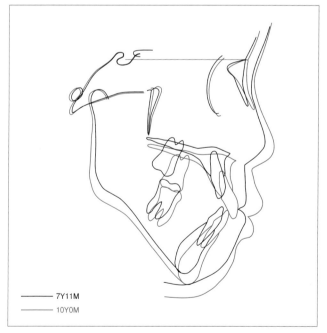

—— 7Y11M
—— 10Y0M

图 8　初诊时和Ⅰ期治疗结束后 1 年头颅定位侧位片的重叠描记图

（佐藤琢麻，後藤滋巳）

145

扩大上颌牙弓促进生长发育改善前牙反𬒌

关键词　上颌发育不足　反𬒌　骨性下颌前突　上颌牙弓狭窄

临床要点　下颌前突有功能性、骨性和牙性之分，必须明确病因后再决定治疗方法。骨性下颌前突的治疗是在颏部和面部发育旺盛的时期，将颏部和前额部作为支抗，对上颌复合体施加矫治力，从而促进上颌骨向前生长发育，其反作用力抑制下颌骨生长发育，从而改善上下颌骨关系。在混合牙列期中，如果出现中线偏斜伴上颌牙弓狭窄病例，则需要进行上颌牙弓宽度扩展。

● 病例摘要及诊断

患者　6岁0个月，女童。

主诉　反𬒌。

一般检查　身高体重均在标准范围内，健康状况良好。乳牙期出现反𬒌，未到口腔科就诊，前牙替换后反𬒌并未改善，所以来院就诊。

颜面检查　正面观：下颌右侧偏斜。侧面观：凹面型，下颌前突（图1）。

口内检查　磨牙关系因 6|6 未萌出而不明确。乳磨牙末端平面关系双侧均为近中型。覆盖 −1.5mm，覆𬒌 +2.0mm，前牙反𬒌。另外，右侧后牙反𬒌。下颌中线相对于上颌中线向右侧偏斜 2.0mm（图2）。

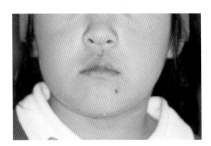
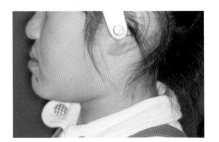

图1　初诊时面像

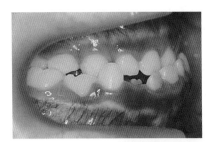
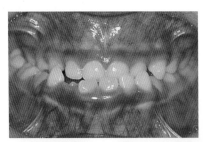
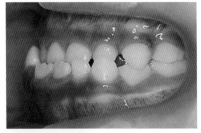
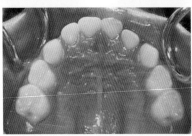
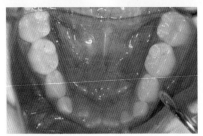

图2　初诊时口内牙列及咬合像

模型分析 已萌出恒牙的牙冠宽度均在标准范围内。牙弓宽度：上颌 D–D 之间小于平均值减 1 个标准差；下颌在标准范围内（图 3）。

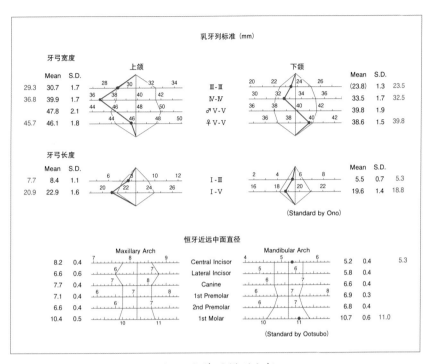

图 3 初诊时模型分析

全口牙位曲面体层片 未发现牙齿数目等异常（图 4）。

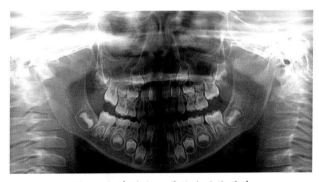

图 4 初诊时全口牙位曲面体层片

头颅定位 X 线片 骨性指标：SNA=84.0°，在标准范围内；SNB=85.5°，大于平均值加 4 个标准差；SNP=83.8，大于平均值加 1 个标准差；ANB=−1.5°，下颌前突倾向。牙性指标：U–1–SN 大于平均值加 2 个标准差，上颌乳前牙唇倾。图中未示出，FMIA=69.6°，大于平均值加 2 个标准差，下颌前牙舌倾（图 8）。

诊断 伴发下颌右侧偏斜的骨性下颌前突病例（乳磨牙末端平面关系为近中型）。

● 治疗方案和过程

治疗方案和方法 治疗方案为改善上颌牙弓狭窄和促进上颌骨向前方生长。在乳牙列期，使用快速扩弓矫治器，扩展上颌牙弓宽度，同时使用上颌前方牵引器促进上颌骨向前方生长发育。恒牙替换完成后进行复诊，采用固定矫治器排齐整平牙列。

治疗过程和结果 乳牙列时，佩戴上颌快速扩弓矫治器，扩展上颌牙弓宽度（图5），每天2次，每次旋转1/4圈，2周后结束扩弓。使用上颌前方牵引器（图6），以单侧250g的矫治力向前下方牵引，每天佩戴12h。1年后，前牙反𬌗解除，停止使用上颌前方牵引器，并进行观察（图7~9）。观察下颌的生长发育，在恒牙替换完成后再次进行诊断，并计划通过固定矫治器排齐整平牙列。

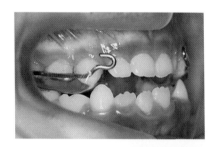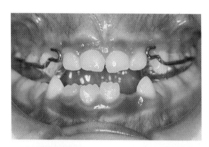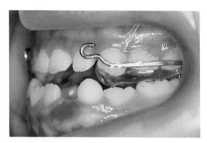
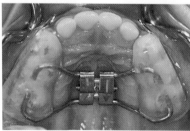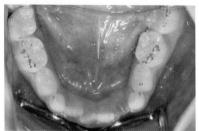

图5 佩戴乳牙快速扩弓矫治器

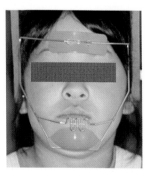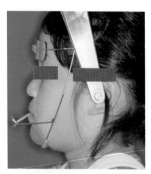

图6 佩戴上颌前方牵引器

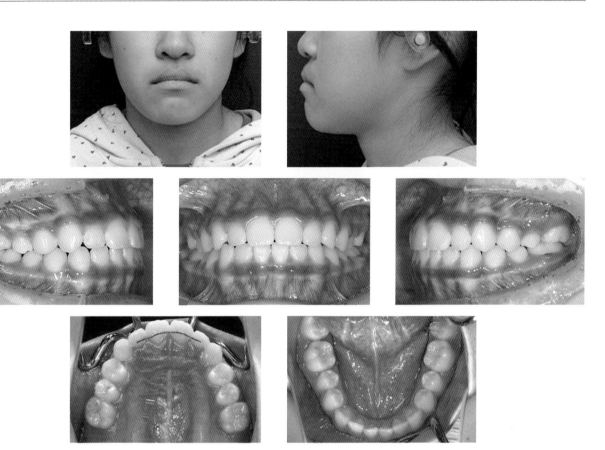

图 7　Ⅰ期治疗结束时

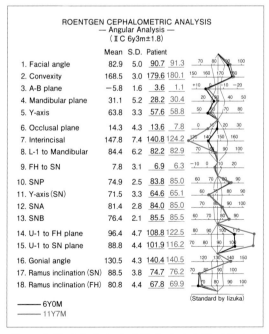

ROENTGEN CEPHALOMETRIC ANALYSIS — Angular Analysis — (ⅡC 6y3m±1.8)			
	Mean	S.D.	Patient
1. Facial angle	82.9	5.0	90.7　91.3
2. Convexity	168.5	3.0	179.6　180.1
3. A-B plane	−5.8	1.6	3.6　1.1
4. Mandibular plane	31.1	5.2	28.2　30.4
5. Y-axis	63.8	3.3	57.6　58.8
6. Occlusal plane	14.3	4.3	13.6　7.8
7. Interincisal	147.8	7.4	140.8　124.2
8. L-1 to Mandibular	84.4	6.2	82.2　82.9
9. FH to SN	7.8	3.1	6.9　6.3
10. SNP	74.9	2.5	83.8　85.0
11. Y-axis (SN)	71.5	3.3	64.6　65.1
12. SNA	81.4	2.8	84.0　85.0
13. SNB	76.4	2.1	85.5　85.5
14. U-1 to FH plane	96.4	4.7	108.8　122.5
15. U-1 to SN plane	88.8	4.4	101.9　116.2
16. Gonial angle	130.5	4.3	140.4　140.5
17. Ramus inclination (SN)	88.5	3.8	74.7　76.2
18. Ramus inclination (FH)	80.8	4.4	67.8　69.9

(Standard by Iizuka)

—— 6Y0M
—— 11Y7M

图 8　初诊时和Ⅰ期治疗结束时的头影测量分析

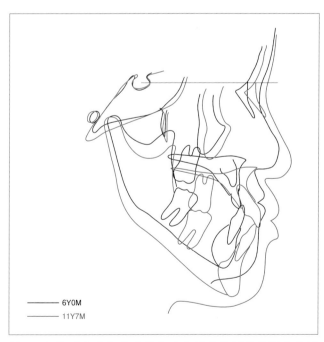

—— 6Y0M
—— 11Y7M

图 9　初诊时和Ⅰ期治疗结束时头颅定位侧位片的重叠描记图

（川口美須津，後藤滋巳）

149

扩大上颌牙弓促进生长发育改善前牙反𬌗

关键词 上颌骨发育不足　前牙反𬌗　骨性下颌前突　萌出间隙不足　非拔牙治疗

临床要点 混合牙列期对下颌前突的预测非常困难，但上颌发育不足是导致下颌前突的原因之一，因此可通过早期介入促进上颌骨生长发育，以获得正常的覆𬌗关系。本病例为上颌骨发育不足，通过上颌复合体佩戴快速扩弓矫治器，使上颌牙弓向两侧及前方扩展，促进上颌骨生长发育。达成目标后，为了改善软组织造成的下颌前突，特别是为了协调肌肉功能，使用了功能性矫治器。恒牙替换完成后，也需要长期的慎重观察和诊断，必要时及时介入治疗。

● 病例摘要及诊断

患者　8 岁 4 个月，男童。

主诉　前牙反𬌗。

一般检查　健康状态良好，婴幼儿时期有吮指习惯。

颜面检查　正面观：面部左右基本对称。侧面观：凹面型，下唇突出（图 1）。

口内检查　磨牙关系双侧均为安氏 Ⅲ 类，乳磨牙末端平面关系双侧均为近中型。覆盖 –1.0mm，覆𬌗 +2.5mm。上颌中线位于面部中线左侧约 1mm（图 2）。

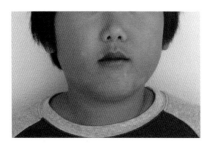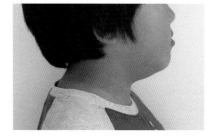

图 1　初诊时面像

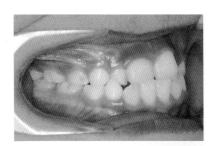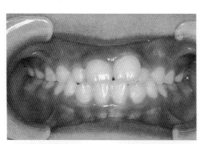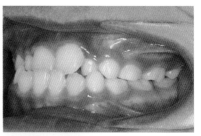

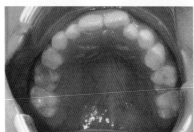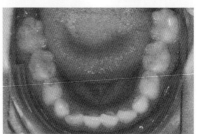

图 2　初诊时口内牙列及咬合状态

模型分析　已萌出恒牙的牙冠宽度均在标准范围内，但随着后期乳恒牙替换，萌出间隙不足。牙弓长度及牙槽基底弓长度：上颌均在标准范围内，而下颌大于平均值加 2 个标准差。另外，虽然图中没有显示，但是参照大坪齿表得知上下颌牙弓宽度较窄。

　　间隙分析：上颌因侧切牙未萌而不明。用小野回归方程式计算牙列拥挤度：下颌 2.2mm 拥挤（图 3）。

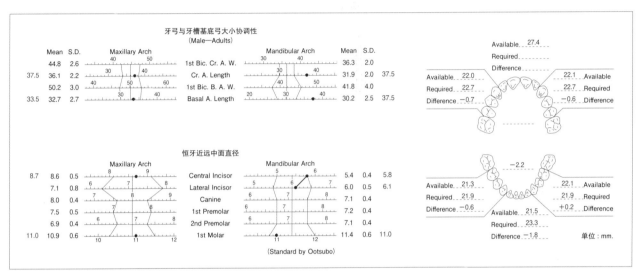

图 3　初诊时模型分析

全口牙位曲面体层片　未发现牙齿数目等异常，8|8、8|8 牙胚未见（图 4）

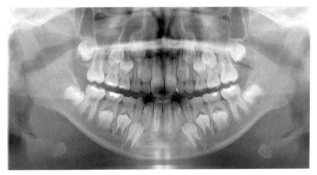

图 4　初诊时全口牙位曲面体层片

头颅定位 X 线片　骨性指标：SNA=79.0°，在标准范围内略偏小；SNB=80.0°，大于平均值加 1 个标准差；ANB=−1.0°，提示骨性下颌前突。牙性指标：U-1-SN、L-1-MP 均在标准范围内（图 10）。

诊断　上颌发育不足伴骨性下颌前突病例（安氏Ⅲ类）。

● 治疗方案和过程

治疗方案和方法 治疗目标为非拔牙矫治，改善磨牙的相对关系和反𬌗，以及解除恒牙萌出间隙不足。上颌佩戴固定式快速扩弓矫治器，在扩展上颌牙弓宽度的同时佩戴上颌前方牵引器促进上颌骨向前生长发育。之后，为了咬合的稳定，采用 Frankel 矫治器。下颌根据需要佩戴扩弓矫治器扩展牙弓宽度，解除牙列拥挤。恒牙替换完成后再次进行诊断，慎重决定是否进行拔牙矫治，以及是否进行外科矫正，并开始 Ⅱ 期治疗。

治疗过程和结果 上颌佩戴固定快速扩弓矫治器约 6 个月，扩展牙弓宽度（图 5）。在此期间，同时佩戴上颌前方牵引器，促进上颌骨向前方的生长发育（图 6）。牙弓宽度扩展结束后，在腭中缝改建完成后，去除扩弓矫治器，并佩戴功能性 Frankel 矫治器约 1 年，实现咬合的稳定（图 7）。下颌佩戴霍式保持器，维持牙弓宽度，同时进行舌位的训练，并等待恒牙列替换完成（图 8）。Ⅰ 期治疗结束时，上下颌关系充分改善，磨牙关系双侧均为安氏 Ⅰ 类，并解除恒牙萌出间隙不足的问题，侧貌也得到改善（图 9~ 图 11）。为了使咬合更加稳定，今后将进入 Ⅱ 期治疗，计划非拔牙矫治。

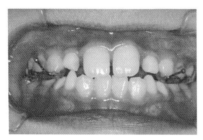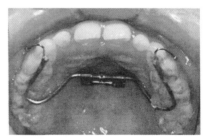

图 5　使用快速扩弓矫治器

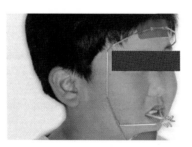

图 6　佩戴上颌前方牵引器

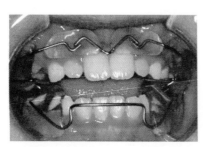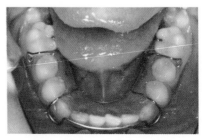

图 7　佩戴 Frankel 矫治器　　　　图 8　佩戴下颌霍式保持器

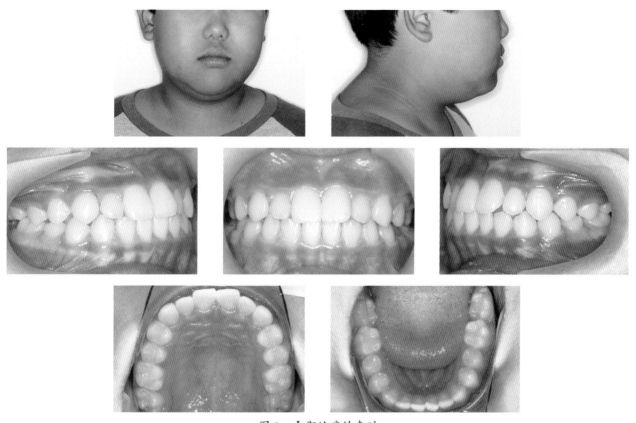

图 9　Ⅰ期治疗结束时

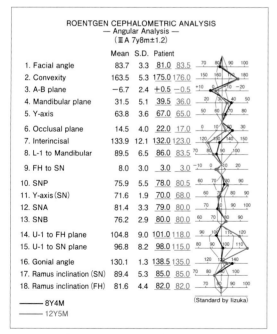

ROENTGEN CEPHALOMETRIC ANALYSIS
— Angular Analysis —
（ⅢA 7y8m±1.2）

	Mean	S.D.	Patient	
1. Facial angle	83.7	3.3	81.0	83.5
2. Convexity	163.5	5.3	175.0	176.0
3. A-B plane	−6.7	2.4	+0.5	−0.5
4. Mandibular plane	31.5	5.1	39.5	36.0
5. Y-axis	63.8	3.6	67.0	65.0
6. Occlusal plane	14.5	4.0	22.0	17.0
7. Interincisal	133.9	12.1	132.0	123.0
8. L-1 to Mandibular	89.5	6.5	86.0	83.5
9. FH to SN	8.0	3.0	3.0	3.0
10. SNP	75.9	5.5	78.0	80.5
11. Y-axis（SN）	71.6	1.9	70.0	68.0
12. SNA	81.4	3.3	79.0	80.0
13. SNB	76.2	2.9	80.0	80.0
14. U-1 to FH plane	104.8	9.0	101.0	118.0
15. U-1 to SN plane	96.8	8.2	98.0	115.0
16. Gonial angle	130.1	1.3	138.5	135.0
17. Ramus inclination (SN)	89.4	5.3	85.0	85.0
18. Ramus inclination (FH)	81.6	4.4	82.0	82.0

(Standard by Iizuka)

——— 8Y4M
——— 12Y5M

图 10　初诊时和Ⅰ期治疗结束时的头影测量分析

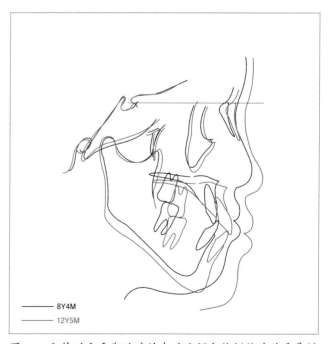

——— 8Y4M
——— 12Y5M

图 11　初诊时和Ⅰ期治疗结束时头颅定位侧位片的重叠描记图

（中野裕子，居波　徹）

153

先天性缺牙行自体恒牙移植

关键词　先天性缺牙　移植　牙列间隙　骨性上颌前突

临床要点　早期发现恒牙的先天性缺失是必要的。保存缺牙部位的乳牙是首要的，在此基础上，需要综合判断上下颌的咬合关系，制订一个着眼于恒牙列的治疗计划。具体来说，从早期阶段就着眼于拔牙还是非拔牙，缺牙部位的乳牙是否需要拔除，是否关闭间隙，还是需要进行种植牙和修复治疗等。早期制订治疗目标，并进行有计划的实施是非常重要的。

● 病例摘要及诊断

患者　7岁10个月，女童。

主诉　多颗牙齿先天性缺失。

一般检查　身高体重均在标准范围内，健康状况良好。

颜面检查　正面观：面部左右基本对称。侧面观：稍凸（图1）。

口腔检查　磨牙关系因 6|6 未萌出而关系不明，乳磨牙末端平面关系双侧均为近中型。覆盖2.3mm，覆𬌗 0mm。1|1 呈栓状齿且中缝过大。唇系带低位附着。6|6 迟萌（图2）。

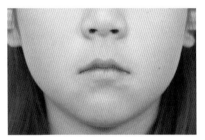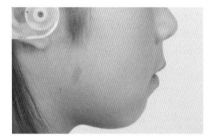

图1　初诊时面像

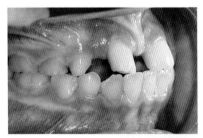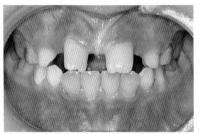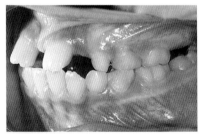

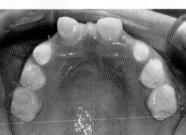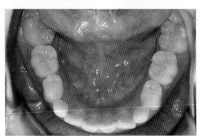

图2　初诊时口内牙列及咬合状态

模型分析　已萌出恒牙的牙冠宽度： 1 为栓状齿，小于平均值减 1 个标准差。其他牙冠宽度均在标准范围内。牙弓宽度：上颌在标准范围内；下颌 C–C 间、E–E 间大于平均值加 1 个标准差。上下颌牙弓长度均在标准范围内。

间隙分析：上颌先天性缺牙剩余间隙多。用小野回归方程式计算牙列拥挤度，下颌剩余 2.5mm 间隙（图 3）。

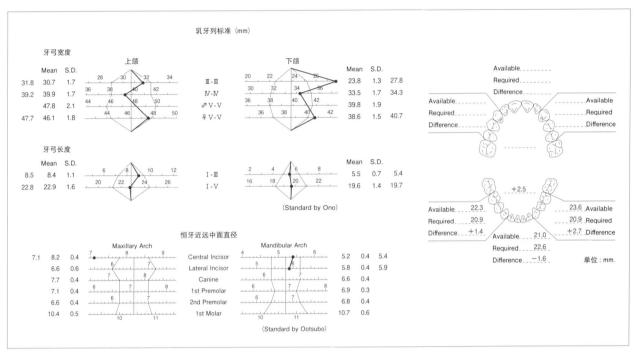

图 3　初诊时模型分析

全口牙位曲面体层片　 732|237 先天缺失。 6|6 迟萌（图 4）。

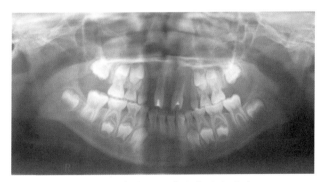

图 4　初诊时全口牙位曲面体层片

头颅定位 X 线片　骨性指标：SNA=81.0°，SNB=74.0°，在标准范围内；ANB=+7.0°，判定为骨性上颌前突。牙性指标：U–1– FH、L–1–MP 大于平均值加 1 个标准差，上下颌前牙唇倾（图 10）。

诊断　 732|237 先天性缺失伴牙列间隙的骨性上颌前突病例（乳磨牙末端平面关系为近中型）。

● 治疗方案和过程

治疗方案和方法　上颌 732|237 先天缺失，有缺牙间隙存在，下颌无先天缺牙，前牙唇倾。考虑到这个原因可以确定下颌相对于上颌间隙不足，因此，需将 4|4 移植到 C|C 位置，将磨牙关系调整为安氏Ⅱ类。

治疗过程和结果　下颌佩戴片段弓固定矫治器，改善下颌前牙唇倾。随后修整上唇系带，等待 4|4 移植。4|4 萌出时，|C 呈反𬌗，|C 呈对刃𬌗，为了增加同侧唇侧骨板厚度，佩戴双曲舌簧𬌗垫式矫治器，将 C|C 向唇侧移动。在获得 C|C 区域覆盖时，4|4 完全萌出（不确定根尖孔是否闭合），拔除 C|C 后，修整该部位的骨组织，形成移植窝，移植 4|4，采用外科𬌗垫加水门汀粘接固定，此时服用抗生素，注意感染。移植1周后，除去固定的粘接剂，仅在移植牙两侧的6颗牙粘接托槽，通过弓丝施加弱的牵引力（图5），慢慢增加弓丝尺寸，调整外科𬌗垫咬合面（图6），移植3个月后去除外科𬌗垫，移植7个月后 |3 根尖部有瘘管（图7），因此进行根管治疗（图8）。之后，关闭上下颌多余的间隙，磨牙的相对关系调整为安氏Ⅱ类（图9~图11）。|3 移植牙为临时根管填充状态，所以在动态治疗结束后进行最终的根管充填，3| 也是移植牙，现阶段是活髓牙。在保持方面，上颌使用了霍氏保持器，上下颌前牙使用舌侧粘接固定丝保持。

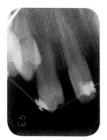
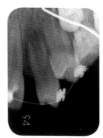
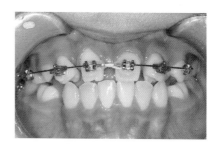

图5　移植1周时　　　　　图6　移植6周时

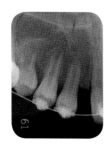
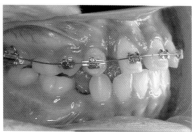
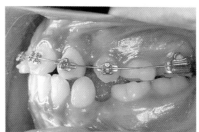

图7　移植7个月时

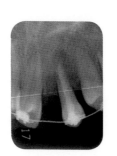

图8　移植牙根管充填后

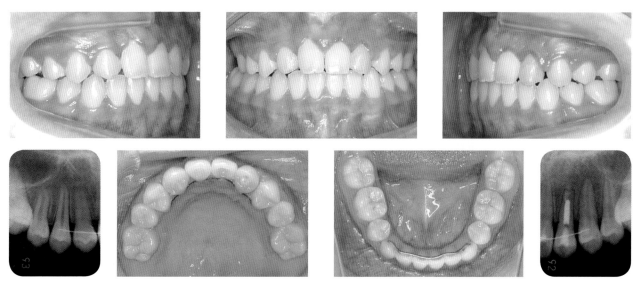

图9 动态治疗结束时

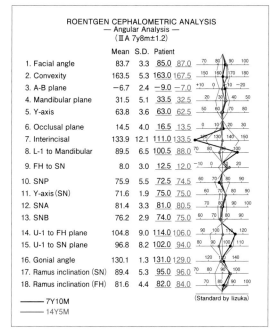

ROENTGEN CEPHALOMETRIC ANALYSIS — Angular Analysis — (ⅢA 7y8m±1.2)			
	Mean	S.D.	Patient
1. Facial angle	83.7	3.3	85.0 87.0
2. Convexity	163.5	5.3	163.0 167.5
3. A-B plane	−6.7	2.4	−9.0 −7.0
4. Mandibular plane	31.5	5.1	33.5 32.5
5. Y-axis	63.8	3.6	63.0 62.5
6. Occlusal plane	14.5	4.0	16.5 13.5
7. Interincisal	133.9	12.1	111.0 133.5
8. L-1 to Mandibular	89.5	6.5	100.5 88.0
9. FH to SN	8.0	3.0	12.5 12.0
10. SNP	75.9	5.5	72.5 74.5
11. Y-axis (SN)	71.6	1.9	75.0 75.0
12. SNA	81.4	3.3	81.0 80.5
13. SNB	76.2	2.9	74.0 75.0
14. U-1 to FH plane	104.8	9.0	114.0 106.0
15. U-1 to SN plane	96.8	8.2	102.0 94.0
16. Gonial angle	130.1	1.3	131.0 129.0
17. Ramus inclination (SN)	89.4	5.3	95.0 96.0
18. Ramus inclination (FH)	81.6	4.4	82.0 84.0

—— 7Y10M
—— 14Y5M

(Standard by Iizuka)

图10 初诊时和动态治疗结束时的头影测量分析

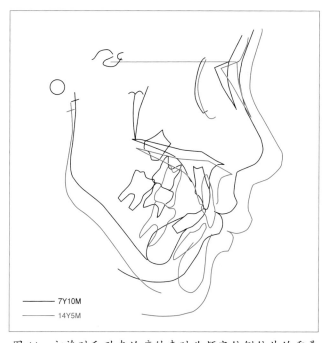

—— 7Y10M
—— 14Y5M

图11 初诊时和动态治疗结束时头颅定位侧位片的重叠描记图

（丸山　瞳，嘉ノ海龍三）

157

促进上颌生长发育和磨牙近中移动改善先天性缺牙伴前牙反𬌗

关键词　先天性缺牙　骨性下颌前突　反𬌗　间隙牙列

临床要点　恒牙的先天性缺失根据其部位和数目不同可引发多种错𬌗畸形，提示其与颌骨生长发育密切相关。有报告称，如果先天性缺牙仅发生在上颌，下颌前突较为多见；如果先天性缺牙仅发生在下颌，则上颌前突多见。在进行矫正时需要多方面考虑，不仅要改善骨骼，还要考虑先天缺牙部位的间隙修复，是否关闭间隙，还应考虑当时的治疗条件等多方面因素。本病例是由于 2̲ 先天性缺失伴上颌骨发育不足导致的下颌前突，不仅需要改善骨骼，还需要近中移动上颌磨牙，关闭上颌牙列间隙。

● 病例摘要及诊断

患者　10岁10个月，女童

主诉　反𬌗，牙列间隙，牙齿数目不足。

一般检查　身高体重均在标准范围内，健康状况良好。家族遗传方面，母亲有下颌前突，患儿有张口睡觉习惯。

颜面检查　正面观：下颌右侧偏斜，颏肌紧张。侧面观：凹面型，下颌、下唇突出（图 1）。

口腔检查　磨牙关系左侧为安氏Ⅲ类，右侧为安氏Ⅰ类。覆盖 −1.0mm，覆𬌗 +0.8mm。前牙反𬌗。2̲ 先天缺失，2̲ 过小牙。1̲|1̲ 腭侧圆锥形多生牙 1 颗。下颌中线相对于面部中线右偏约 1.5mm（图 2）。

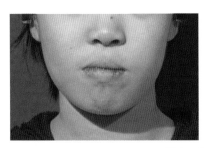
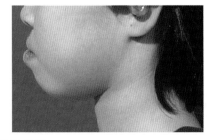

图 1　初诊时面像

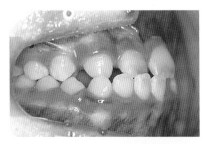
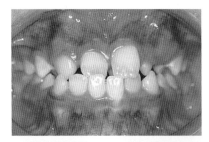
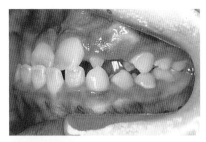
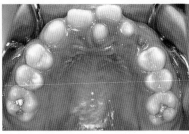
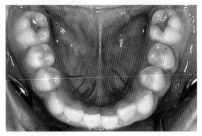

图 2　初诊时口内牙列及咬合像

模型分析 已萌出恒牙的牙冠宽度：$\underline{45}$、$\overline{456}$ 大于平均值加 1 个标准差。$\underline{2}$ 小于平均值减 4 个标准差。牙弓长度：上下颌均大于平均值加 1 个标准差。下颌牙槽基底弓长度大于平均值加 1 个标准差。

间隙分析：假设未萌出 $\underline{|3}$ 与 $\underline{3|}$ 相同，上颌剩余 5.8mm 间隙，下颌剩余 3.7mm 间隙（图 3）。

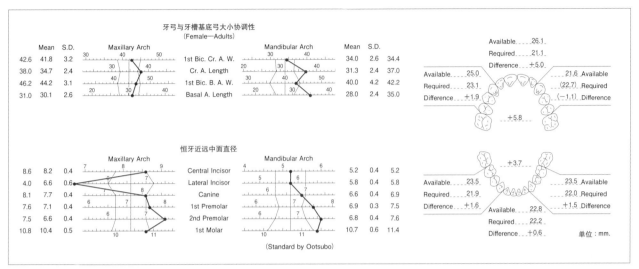

图 3 初诊时模型分析

全口牙位曲面体层片 $\underline{1|1}$ 腭侧存在多生牙，$\underline{2|}$ 先天缺失，$\underline{|2}$ 过小牙。未见 $\underline{8|8}$、$\overline{8|8}$ 牙胚（图 4）。

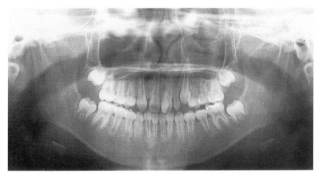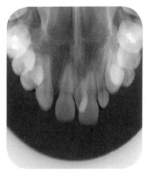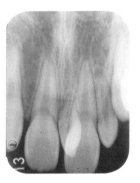

图 4 初诊时全口牙位曲面体层片

头颅定位侧位片 骨性指标：SNA=75.3°，小于平均值减 1 个标准差；SNB=78.2°，在标准范围内；ANB=−2.9°，上颌相对下颌发育不足；下颌平面角小于平均值减 1 个标准差。牙性指标：U−1−FH 大于平均值加 2 个标准差，上颌前牙唇倾。另外，虽然图中未示出，但是 FMIA=53.9°，在标准范围内。上颌发育不足，下颌相对前突（图 11）。

诊断 $\underline{2|}$ 先天性缺失和 $\underline{|2}$ 过小牙，上颌发育不足导致骨性下颌前突病例（左侧安氏 III 类，右侧安氏 I 类）。

● 治疗方案和过程

治疗方案和方法 为改善骨骼和前牙反殆，治疗方案为近中移动磨牙关闭间隙。首先，为促进上颌的生长发育，利用上颌前方牵引器牵引上颌骨向前下方生长，改善骨骼及前牙反殆。其次，考虑 2| 先天性缺失和 |2 过小牙，为达到左右对称，拔除 |2，先天缺牙和拔牙间隙由上颌前方牵引器和托槽固定矫治器并用使磨牙近中移动关闭间隙，最终实现磨牙 II 类关系。

治疗过程和结果 拔除上颌正中多生牙和 |2 过小牙，采用四眼簧矫治器远移 6|6，在 631|136 上粘接托槽，通过采用大欧米伽环使前牙唇侧移动改善反殆（图5）。再诊断后，经过 1 年 6 个月，上颌前方牵引器和固定矫治器并用使上颌磨牙近中移动（图6~图9）。结果：上颌磨牙近中移动良好，磨牙关系是安氏 II 类。在治疗期间，为防止反殆复发，一直保持。磨牙近中移动结束后，进行上下颌牙列的排齐整平，结束动态治疗（图10~图12）。保持是固定保持器和可摘式保持器并用，从保持开始已经观察 6 年，咬合稳定。

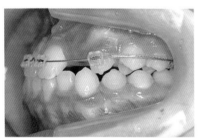

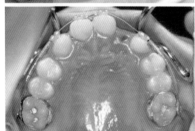

图 5　覆盖改善时

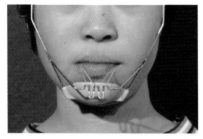

图 6　佩戴上颌前方牵引器，4|4 近中添加牵引钩，与咬合平面呈前下方 30° 的方向牵引，0.018 镍钛丝

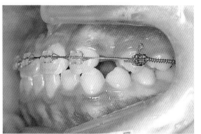

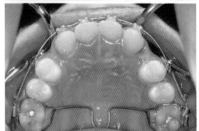

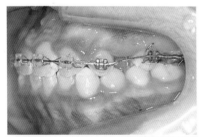

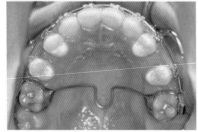

图 7　上颌前方牵引 8 个月时（0.016 镍钛丝）

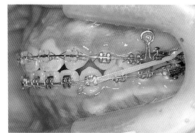

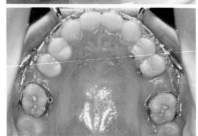

图 8　上颌前方牵引 1 年 1 个月时（0.018×0.025 不锈钢方丝）

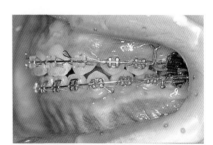

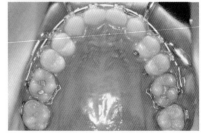

图 9　上颌前方牵引 1 年 6 个月时（0.018×0.025 不锈钢方丝）

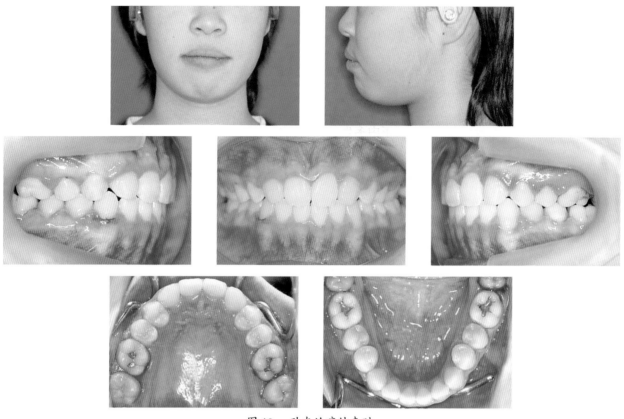

图 10　动态治疗结束时

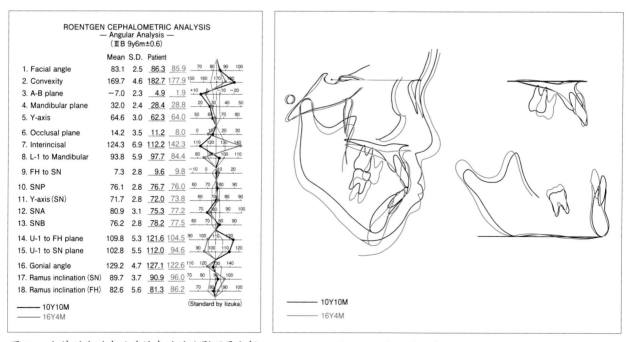

		ROENTGEN CEPHALOMETRIC ANALYSIS — Angular Analysis — （ⅢB 9y6m±0.6）		
	Mean	S.D.	Patient	
1. Facial angle	83.1	2.5	86.3	85.9
2. Convexity	169.7	4.6	182.7	177.9
3. A-B plane	−7.0	2.3	4.9	1.9
4. Mandibular plane	32.0	2.4	28.4	28.8
5. Y-axis	64.6	3.0	62.3	64.0
6. Occlusal plane	14.2	3.5	11.2	8.0
7. Interincisal	124.3	6.9	112.2	142.3
8. L-1 to Mandibular	93.8	5.9	97.7	84.4
9. FH to SN	7.3	2.8	9.6	9.8
10. SNP	76.1	2.8	76.7	76.0
11. Y-axis (SN)	71.7	2.8	72.0	73.8
12. SNA	80.9	3.1	75.3	77.2
13. SNB	76.2	2.8	78.2	77.5
14. U-1 to FH plane	109.8	5.3	121.6	104.5
15. U-1 to SN plane	102.8	5.5	112.0	94.6
16. Gonial angle	129.2	4.7	127.1	122.6
17. Ramus inclination (SN)	89.7	3.7	90.9	96.0
18. Ramus inclination (FH)	82.6	5.6	81.3	86.2

——— 10Y10M
——— 16Y4M

(Standard by Iizuka)

——— 10Y10M
——— 16Y4M

图 11　初诊时和动态治疗结束时的头影测量分析　　图 12　初诊时和动态治疗结束时头颅定位侧位片的重叠描记图

（田渕雅子，後藤滋巳）

161

埋伏牙牵引

关键词　埋伏牙　牙根吸收　CBCT　图像诊断

临床要点　埋伏牙的原因：①牙胚的位置异常，②牙齿萌出间隙不足，③牙齿形态异常，④牙瘤和多生牙，⑤牙龈纤维性肥厚和增生，⑥乳牙和恒牙的骨性粘连等。制订治疗计划时，在确认原因的同时，有必要综合判断治疗期间埋伏牙是否可以排在牙列内，是否对相邻牙齿有影响等。在本病例中，通过影像学诊断，对埋伏牙与相邻牙齿的位置关系、埋伏牙的牙根弯曲等形态异常的程度、是否有骨性粘连的可能性进行充分分析。牵引埋伏牙的时候，为了防止相邻牙齿的负担过重，应确保充足的支抗，使用充足且弱的矫正力是很重要的。

● 病例摘要及诊断

患者　13岁2个月，女童。

主诉　3| 迟萌。

一般检查　身高体重均在标准范围内，健康状况良好。

颜面检查　正面观：面部左右基本对称。侧面观：略呈凸面型，但唇部没有突出感（图1）。

口内检查　磨牙关系为左侧安氏Ⅰ类，右侧安氏Ⅱ类。EC|E 与 |E 滞留，|3 萌出1年以上，C| 未出现松动。下颌中线相对于面部中线右侧偏斜1.0mm（图2）。

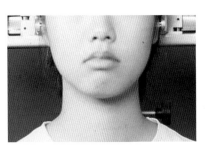
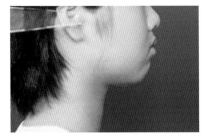

图1　初诊时面像

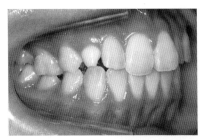
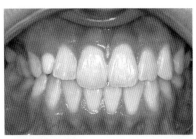
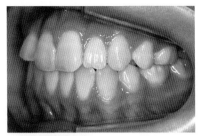
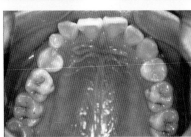
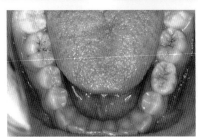

图2　初诊时口内牙列及咬合状态

模型分析 已萌出恒牙的牙冠宽度：$\underline{14}$、$\overline{1456}$ 都较大，大于平均值加 1 个标准差。牙弓长度、牙槽基底弓长度：大于平均值加 1 个标准差。下颌牙弓宽度大于平均值加 1 个标准差。

　　间隙分析：小野回归方程计算牙列拥挤度，上颌 1.0mm 拥挤，下颌剩余 2.0mm 间隙（图 3）。

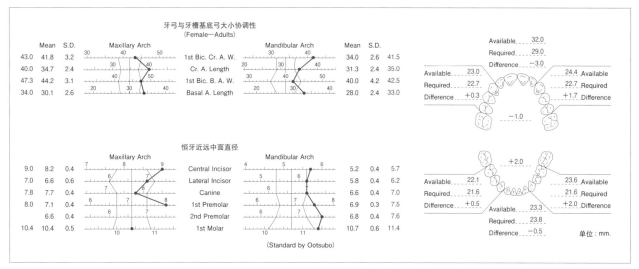

图 3 初诊时模型分析

全口牙位曲面体层片 未发现牙齿数目等异常。$\underline{C}$ 滞留，其继承恒牙位于 $\underline{1}$ 牙根部，$\underline{1}$ 牙根部分被吸收（图 4）。

CBCT 从矢状面、横断面以及三维构象中可见，$\underline{3}$ 压迫 $\underline{1}$ 根尖 1/2，并出现根吸收，$\underline{3}$ 位于 $\underline{2}$ 唇侧，$\underline{2}$ 未出现牙根吸收影像（图 5）。

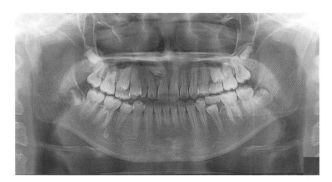

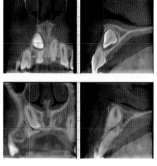

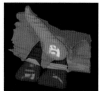

图 4 初诊时全口牙位曲面体层片

图 5 初诊时 CBCT 图像

头颅定位 X 线片 骨性指标：SNA=84.5°，SNB=79.0°，大于平均值加 1 个标准差；SNP=78.0°，在标准范围内；颌凸角小于平均值减 1 个标准差；上下牙槽座角在标准范围内；ANB=+5.5°，提示上下颌骨前后向不协调。牙性指标：U-1-FH、L-1-MP 均在标准范围内，上下颌前牙倾斜度在标准范围内（图 12）。

诊断 $\underline{1}$ 牙根吸收伴 $\underline{3}$ 埋伏的上颌前牙阻生病例（左侧安氏 I 类，右侧安氏 II 类）。

● 治疗方案和过程

治疗方案和方法 由于 1| 牙根吸收，计划拔除 1|，患者希望能有效保存 3|，将其牵引至原位置使之萌出。拔除 C| 后，佩戴带有牵引钩的改良腭弓矫治器。将粘接舌侧扣的 3| 向着远离 1| 牙根方向牵引，同时为避免牵引造成 2| 牙根吸收而向唇侧牵引，随后通过 2| 牙根的唇侧向远中牵引至原位置。牵引过程中，E|E 替换为恒牙，7|7、7|7 萌出。使用固定矫治器进行 3| 排齐整平的 II 期治疗，以达到紧密咬合。

治疗过程和结果 拔除 C| 后，在上颌佩戴改良腭弓矫治器，开窗暴露 3|，3| 粘接舌侧扣向远中牵引（图6、图7）。在用X线片确认 3| 离开 1| 牙根后，重新制作牵引钩，使牵引方向改为向唇侧牵引。佩戴改良腭弓矫治器6个月后，2| 牙颈部上方可见骨性膨隆（图8）。在佩戴改良腭弓矫治器11个月后，3| 舌侧扣暴露，所以将牵引钩向远中方向弯曲，确保牵引距离，再次开始向远中方向牵引（图9）。佩戴改良腭弓1年2个月后，3| 牙冠露出，并且牵引过程中通过了 2| 牙根的唇侧（图10）。稳定6个月后结束牵引（图11），2| 为生理性动度。全口牙位曲面体层片示：未出现牙根吸收的迹象，在头颅定位X线片的重叠图中可以看出，上下颌骨轻度向前生长（图13）。

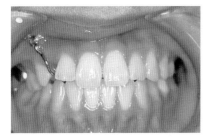 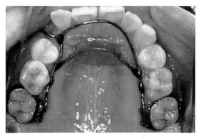 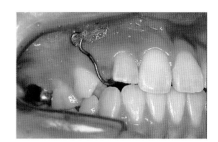

图6　佩戴焊接牵引钩的改良腭弓矫治器　　　　图7　牵引开始时

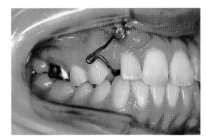 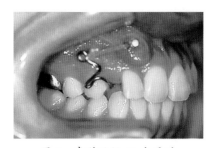 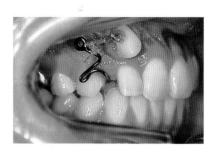

图8　牵引开始6个月时　　　图9　牵引开始11个月时　　　图10　牵引开始1年2个月时

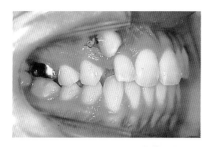
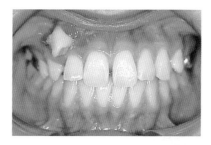
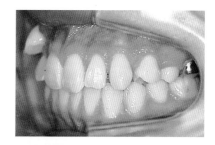
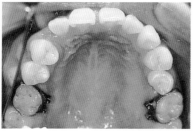
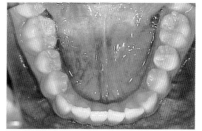
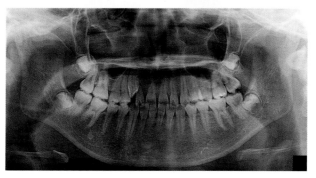

图 11 Ⅰ期治疗结束时

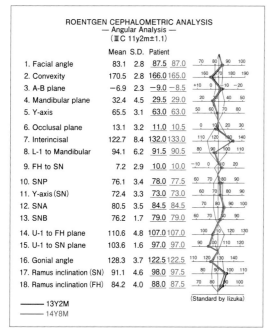

ROENTGEN CEPHALOMETRIC ANALYSIS
— Angular Analysis —
（ⅢC 11y2m±1.1）

	Mean	S.D.	Patient	
1. Facial angle	83.1	2.8	87.5	87.0
2. Convexity	170.5	2.8	166.0	165.0
3. A-B plane	−6.9	2.3	−9.0	−8.5
4. Mandibular plane	32.4	4.5	29.5	29.0
5. Y-axis	65.5	3.1	63.0	63.0
6. Occlusal plane	13.1	3.2	11.0	10.5
7. Interincisal	122.7	8.4	132.0	133.0
8. L-1 to Mandibular	94.1	6.2	91.5	90.5
9. FH to SN	7.2	2.9	10.0	10.0
10. SNP	76.1	3.4	78.0	77.5
11. Y-axis (SN)	72.4	3.3	73.0	73.0
12. SNA	80.5	3.5	84.5	84.5
13. SNB	76.2	1.7	79.0	79.0
14. U-1 to FH plane	110.6	4.8	107.0	107.0
15. U-1 to SN plane	103.6	1.6	97.0	97.0
16. Gonial angle	128.3	3.7	122.5	122.5
17. Ramus inclination (SN)	91.1	4.6	98.0	97.5
18. Ramus inclination (FH)	84.2	4.0	88.0	87.5

（Standard by Iizuka）

—— 13Y2M
—— 14Y8M

图 12 初诊时和Ⅰ期治疗结束时的头影测量分析结果

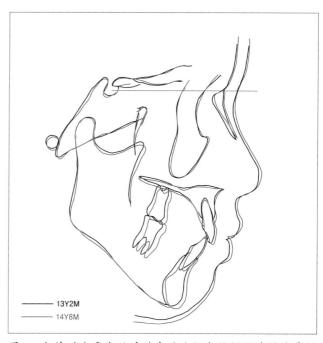

—— 13Y2M
—— 14Y8M

图 8 初诊时和Ⅰ期治疗结束时头颅定位侧位片的重叠描记图

（秦 雄一郎，石川博之）

165

改善低位舌及埋伏牙牵引

关键词　埋伏牙　舌低位　开𬌗　骨性上颌前突　萌出间隙不足　MFT

临床要点　即使牙齿有埋伏阻生的可能性，如果能防患于未然，使之自然萌出是最好的，因此有必要寻找埋伏的原因并去除。在本院的调查中，造成牙齿埋伏的原因中最多的是萌出间隙不足，另外还有骨性粘连、外伤、位置异常、囊肿等引起的位置移动、颌骨异常和多生牙等，这些现象也有合并发生的情况。对于萌出间隙不足，可通过牙列及颌骨扩展或拔牙的方法。颌骨扩展有可能使埋伏牙自然萌出，因为拔牙是不可逆的行为，所以拔除健全牙齿时需要全面分析。

● 病例摘要及诊断

患者　8岁2个月，女童。

主诉　开𬌗。

一般检查　身高体重均在标准范围内，健康状况良好。

颜面检查　正面观：下颌右侧偏斜。侧面观：凸面型（图1）。

口腔检查　磨牙关系双侧均为安氏Ⅱ类。乳磨牙末端平面关系双侧均为垂直型。覆𬌗 –3.5mm，开𬌗。舌低位，舌功能低下（图2）。

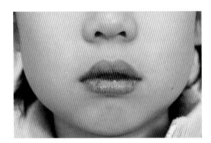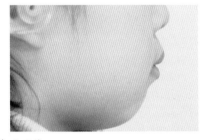

图1　初诊时面像

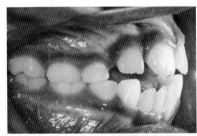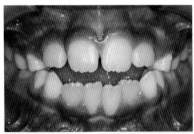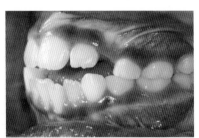

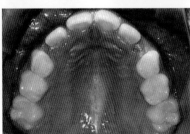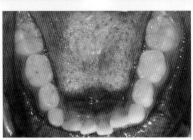

图2　初诊时口内牙列及咬合状态

166

模型分析 已萌出恒牙的牙冠宽度：$\overline{2}$ 大于平均值加 1 个标准差。上下颌牙弓长度、牙槽基底弓长度均大于平均值加 1 个标准差。

间隙分析：用小野回归方程计算牙列拥挤度，上颌 1.2mm 拥挤，下颌剩余 0.9mm 间隙（图 3）。

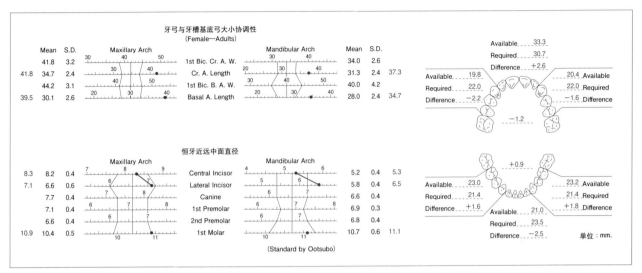

图 3 初诊时模型分析

全口牙位曲面体层片 3|3 萌出间隙不足，牙冠略向近中倾斜。另外，|4 牙胚方向异常。未发现牙齿数目异常（图 4）。

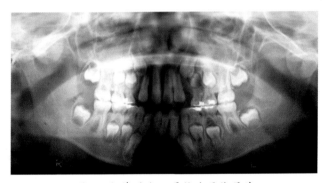

图 4 初诊时全口牙位曲面体层片

头颅定位 X 线片 骨性指标：SNA=81.0°，SNB=74.0°，在标准范围内。ANB=+7.0°，下颌平面角大于平均值加 1 个标准差，下颌向后下方生长，但没有发现上下颌大小不协调。牙性指标：L-1-MP 较大，大于平均值加 1 个标准差，下颌前牙唇倾。U-1-FH、U-1-SN 在标准范围内（图 9）。

诊断 3|3 萌出间隙不足，|4 牙胚方向异常，伴吐舌不良习惯和开𬌗的骨性上颌前突病例（安氏 II 类）。

● 治疗方案和过程

治疗方案和方法 首先要注意 3|34 位置变化，同时要改善磨牙的相对关系和进行 MFT。之后根据 3|34 的变化确定后期治疗方案。

治疗过程和结果 上颌佩戴咬合斜面板和高位牵引头帽，3 个月后，磨牙的相对关系得到改善，停止矫治器的治疗后进行 MFT。在此期间切除腺样体。此时覆盖为 0mm，但是 3|3 在牙根形成过程中几乎看不到牙冠的位置变化，所以考虑其很难萌出至正常位置因而进行牵引（图 5）。在 3|3 牙冠上粘接舌侧钮（图 6），将上颌佩戴的带牵引钩的腭弓作为支抗（图 7）。牵引 3 个月后 |3 萌出。虽然 3| 还未萌出，但是因为粘接腭弓的 |E 到了替换时期，停止使用腭弓。之后，上颌粘接托槽，同时在上颌佩戴以 6|6 为支抗的腭弓，通过弓丝再次牵引 3|，大约 4 个月后 3| 萌出。之后，下颌也粘接托槽排齐牙列，同时关注埋伏牙 |4 的牙根发育及位置变化，等待其自行萌出。当该牙用固定矫治器排齐后，非拔牙的动态治疗结束（图 8~ 图 10）。上、下颌前牙区采用舌侧弓丝进行保持。

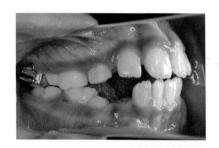
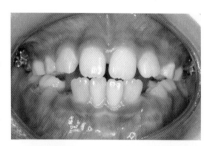
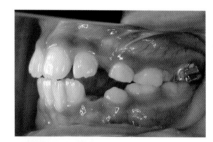
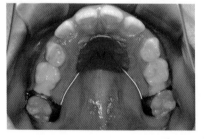
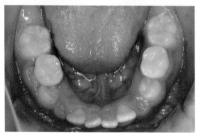

图 5　3|3 牵引前

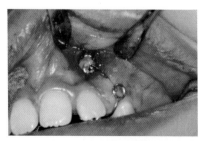
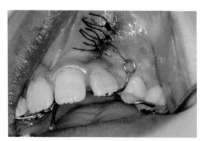
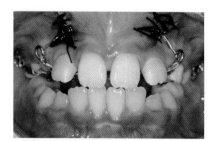

图 6　粘接舌侧钮　　　　　　　　　　　图 7　3|3 牵引时

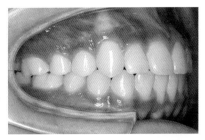
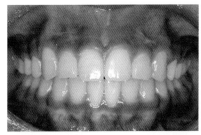
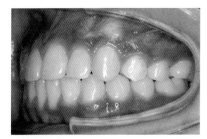
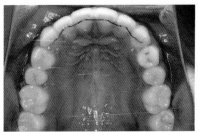
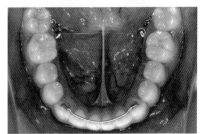
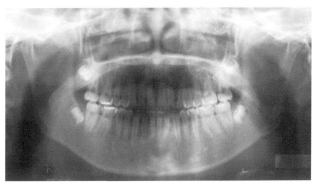

图 8　动态治疗结束时

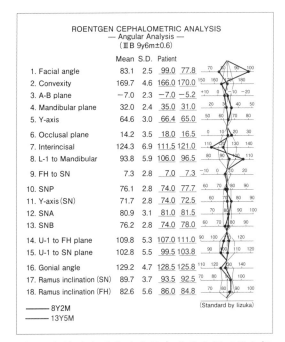

ROENTGEN CEPHALOMETRIC ANALYSIS
— Angular Analysis —
(ⅢB 9y6m±0.6)

	Mean	S.D.	Patient	
1. Facial angle	83.1	2.5	99.0	77.8
2. Convexity	169.7	4.6	166.0	170.0
3. A-B plane	−7.0	2.3	−7.0	−5.2
4. Mandibular plane	32.0	2.4	35.0	31.0
5. Y-axis	64.6	3.0	66.4	65.0
6. Occlusal plane	14.2	3.5	18.0	16.5
7. Interincisal	124.3	6.9	111.5	121.0
8. L-1 to Mandibular	93.8	4.5	106.0	96.5
9. FH to SN	7.3	2.8	7.0	7.3
10. SNP	76.1	2.8	74.0	77.7
11. Y-axis (SN)	71.7	2.8	74.0	72.5
12. SNA	80.9	3.1	81.0	81.5
13. SNB	76.2	2.8	74.0	78.0
14. U-1 to FH plane	109.8	5.3	107.0	111.0
15. U-1 to SN plane	102.8	5.5	99.5	103.8
16. Gonial angle	129.2	4.7	128.5	125.8
17. Ramus inclination (SN)	89.7	3.7	93.5	92.5
18. Ramus inclination (FH)	82.6	5.6	86.0	84.8

——— 8Y2M
——— 13Y5M

(Standard by Iizuka)

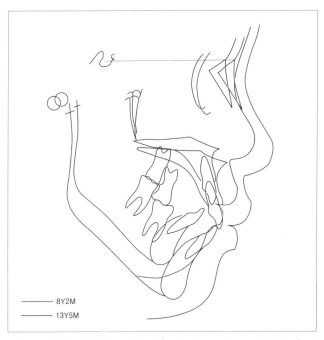

——— 8Y2M
——— 13Y5M

图 9　初诊时和动态治疗结束时的头影测量分析

图 10　初诊时和动态治疗结束时头颅定位侧位片的重叠描记图

（丸山　瞳，嘉ノ海龍三）

第 4 章

残障儿童错殆畸形的矫正治疗临床病例

■ 瘫痪患者的矫正治疗

唐氏综合征是由 21 号染色体异常引起的，病因是多了一条 21 号染色体。患儿有明显的面部特征，如眼外侧上斜、眼距宽、鼻根低平、外耳变形等特征，大多数都有中度到重度的智力低下和先天性心脏疾病、消化系统畸形等。在口腔发育方面，多伴有牙齿先天性缺失、过小牙、短根牙、上颌发育不足的腭部狭窄，前后牙反殆、巨舌、口唇封闭不全等。此类患儿一般性格温和，协调性好。

在唐氏综合征患者的正畸治疗中，有必要考虑全身性因素、牙齿特征和并发症，特别是先天性心脏疾病的合并率很高。拔牙过程中，对于血常规的观察和拔牙后的处理也需要特别注意。另外，由于患者寰椎脱臼的风险高，所以在诊疗时要注意不要使头和颈前伸，也不要对颈椎造成强烈的冲击。唐氏综合征患者早期牙周炎更易发展，速度也相对较快，通常 20 多岁即发展为严重的牙周病，这是恒牙早失的原因。因此，从幼儿期开始的口腔卫生控制和定期检查很重要，特别是在佩戴矫治器后，不仅仅是每次复诊时的口腔护理（PMTC），对监护人进行口腔健康维护指导也十分重要。在决定采取何种治疗方案时，也有必要考虑到牙根是否过短。

此类患者是否能开始矫正治疗，主要取决于智力的发展。通过口腔内摄影和印模获取等过程，可以提高开始矫正牙齿治疗的可能性。在实际治疗中，作为视觉支持，可使用图画卡和照片等说明治疗流程，通过"告知 – 示范 – 操作（Tell–Show–Do）"法对使用的器械和装置进行说明，可以帮助治疗的顺利进行。

■ 孤独症患者的矫正治疗

孤独症患者不是指对他人关闭内心、封闭在自己世界里的疾病，而是对人的社会关系、沟通等有能力障碍的疾病，并且不善于接受新事物。

伴随着智力问题的孤独症儿童，由于缺乏语言指示的理解，所以行动的调整很困难。但是，他们对于视觉信息和模式化的事情比较容易接受，理解意思后如果有兴趣也会很有耐心地去做。因此，为使此类患儿接受矫正治疗可采取以下方法：①视觉信息提示；②用简单的语言清楚地反复传达；③经常使用相同步骤；④经常进行预告等的关怀接触的话。和唐氏综合征患者相同，最好让此类患儿事先习惯口腔内摄影和印模获取等操作。患儿感觉敏锐，当去除敌对感（消除敏感）时，就有可能开始矫正牙齿。

无智力问题的孤独症患儿语言的发展和理解没有问题，如对社会性的发展有认知问题的阿斯伯格综合征和无法通过对话沟通的高功能孤独症患儿。这两种在临床上没有必要严格区分。这些孤独症患儿，在牙科诊疗中如果能通过语言或视觉信息（图画卡或照片等）进行交流，就很有可能接受矫正治疗。

无论患儿是否有智力问题，治疗时也会因压力或无法理解的刺激等引起恐慌，所以如果将使用的器械、装置、处理内容用视觉素材充分说明，可以促进治疗的顺利进行。

■ 唇腭裂患者的矫正治疗

唇裂、腭裂是口腔科先天性畸形最常见的，每 500 至 700 人中就有 1 人。根据裂隙的状态，可分为唇裂、唇腭裂、腭裂。其中，发生率比较高的唇腭裂患者具有以下口腔特征：

①上颌发育不足；

②骨性反殆；

③后牙反殆；

④上颌牙弓狭窄；

⑤上颌前牙舌倾；

⑥腭裂存在；

⑦先天性缺牙；

⑧接近腭裂的牙齿位置异常（倾斜、扭转等）。

在对唇腭裂患者进行矫正治疗时，早期通过促进上颌的生长发育改善上下颌前后的位置关系和改善上颌牙弓狭窄是很重要的。另外，在混合牙列期，有时根据需要向腭裂部进行骨移植，若瘘孔的存在对发音、吞咽等造成影响时，需要在瘘孔部安装附加了树脂腭盖板的矫治器。

在进行唇腭裂患者的矫正治疗时，必须与口腔外科医生、整形外科医生、耳鼻喉科医生等其他科室医生进行密切合作。如果同时患有其他先天性疾病，对基础疾病的治疗也是必要的。

（福田　理）

上下颌扩弓改善下颌前突

关键词　　唐氏综合征　　上下颌牙弓狭窄　　骨性下颌前突

临床症状　　患儿精神呆滞，上下颌牙弓狭窄，恒牙牙根短，牙龈肿胀等。治疗时，采用"Tell-Show-Do"法佩戴矫治器，为使患者逐渐适应矫治器，佩戴第一天不加力，下次就诊开始加力。由于患者牙根较短，应注意缓慢加力避免牙根吸收；也要注意避免牙周炎的发生，每次复诊行刷牙说明（TBI）及口腔护理检查。

● 病例概要及诊断

患者　　11岁1个月，男童。

主诉　　拥挤。

一般情况　　当地医院诊断为唐氏综合征，定期复查。否认先天性心脏病，精神迟滞，性格温顺，经过训练可取印模，可通过"Tell-Show-Do"法进行口腔治疗必要的交流。

颜面检查　　正面观：面部左右基本对称。侧面观：面中部轻度凹陷的偏直面型（图1）。

口腔检查　　磨牙关系双侧均为安氏Ⅰ类。乳磨牙末端平面关系双侧均为近中型。上下颌中切牙中线对齐，覆盖+2.0mm，覆𬌗+3.0mm。牙龈稍红，未见明显肿胀，上下颌前牙拥挤（图2）。

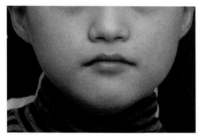
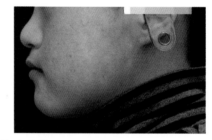

图1　初诊时面像

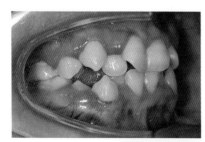
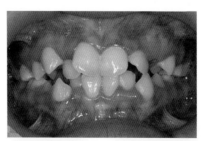
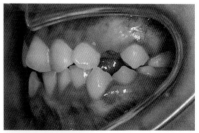
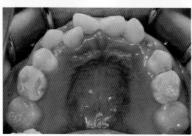
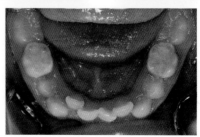

图2　初诊时口内牙列及咬合像

模型分析　已萌出恒牙的牙冠宽度：<u>3</u>、4 小于平均值减 1 个标准差。上下颌牙弓宽度、上颌牙槽基底弓宽度：小于平均值减 1 个标准差，上下颌牙弓狭窄。

间隙分析：用小野回归方程计算牙列拥挤度，上颌 4.1 mm 拥挤，下颌剩余 0.6 mm 间隙。

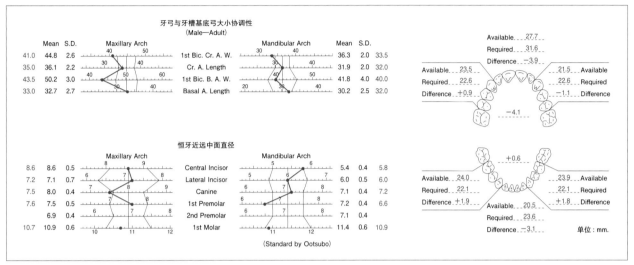

图 3　初诊时模型分析

全口牙位曲面体层片　8|8 牙胚可见，前牙牙根偏短。牙齿数目未见异常（图 4）。

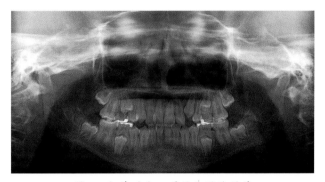

图 4　初诊时全口牙位曲面体层片

头颅定位 X 线片　骨性指标：SNA =78.0°，在标准范围内稍偏小；SNB=75.8°，SNP=76.6°，在标准范围内；ANB=+2.20；下颌平面角小于平均值减 3 个标准差；下颌角小于平均值减 1 个标准差，显示其为低角。此外，图中未标示，距离测量 A'–Ptm' 小于平均值减 1 个标准差，上颌小。牙性指标：U–1–SN 小于平均值减 3 个标准差，上颌前牙舌倾，L–1 –MP 在标准范围内。下颌平面角过小造成下颌前牙舌倾（图 8）。

诊断　唐氏综合征伴轻度精神迟钝，牙列拥挤伴骨性下颌前突（安氏 I 类）。

● 治疗方案和过程

治疗方案和方法 治疗方案为改善上下颌牙弓狭窄和促进上颌骨向前方生长发育。上颌采用四眼圈簧、下颌采用两眼圈簧扩弓器扩大狭窄牙弓，改善牙弓狭窄后使用上颌前方牵引器促进上颌骨向前方生长发育。恒牙列发育完成后再进一步诊断，通过固定矫治器排齐牙齿。可发现患者牙龈炎及恒牙牙根短，在每次来院行口腔护理检查的同时，拍摄全口牙位曲面体层片确认牙根状态。

治疗过程和结果 上下颌分别采用四眼簧扩弓器及两眼簧扩弓器进行扩弓（图5）。为了使患者适应佩戴矫治器的不适感，上下颌矫治器分次安装。佩戴矫治器1个月后开始调整矫治器，1年后，上下颌结束扩弓（图6）。1年3个月后，由于恒牙顺利萌出，双侧磨牙为安氏Ⅰ类关系，因此结束佩戴 Quad-Helix 及 Bi-helix 矫治器（图7~图9）。治疗原则是通过上颌前方牵引器来改善骨性下颌前突，但考虑到若要获得足够的覆殆，需要调整尖牙和前磨牙为Ⅰ类咬合关系，再者由于前方牵引治疗需要患儿的积极配合等，因此停止牵引治疗。后期如果骨性下颌前突症状加重将进行治疗，若症状不明显，可待恒牙完全萌出后进一步处理，预计将需采用固定矫治器进行治疗。

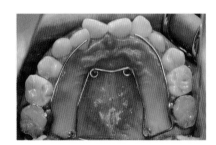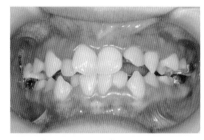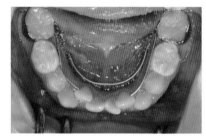

图5 上颌（四眼圈簧）下颌（两眼圈簧）扩弓矫治器初戴口内照

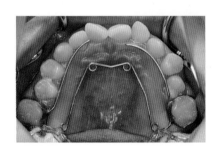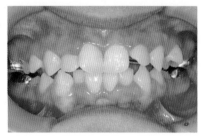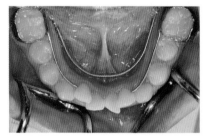

图6 佩戴上下颌扩弓矫治器1年后口内照

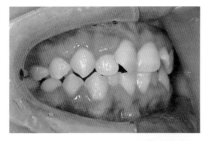
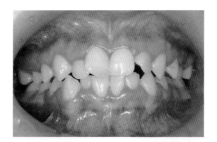
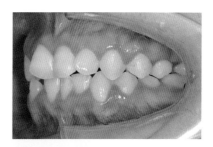
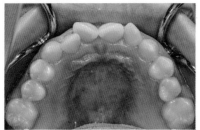
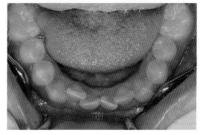

图 7　Ⅰ期治疗结束时

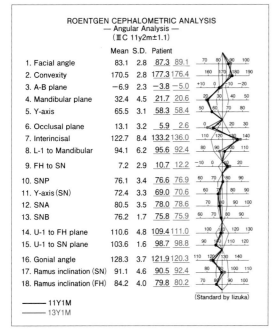

图 8　初诊及Ⅰ期治疗结束时的头影测量分析

ROENTGEN CEPHALOMETRIC ANALYSIS — Angular Analysis — （ⅢC 11y2m±1.1）			
	Mean	S.D.	Patient
1. Facial angle	83.1	2.8	87.3　89.1
2. Convexity	170.5	2.8	177.3　176.4
3. A-B plane	−6.9	2.3	−3.8　−5.0
4. Mandibular plane	32.4	4.5	21.7　20.6
5. Y-axis	65.5	3.1	58.3　58.4
6. Occlusal plane	13.1	3.2	5.9　2.6
7. Interincisal	122.7	8.4	133.2　136.0
8. L-1 to Mandibular	94.1	6.2	95.6　92.4
9. FH to SN	7.2	2.9	10.7　12.2
10. SNP	76.1	3.4	76.6　76.9
11. Y-axis (SN)	72.4	3.3	69.0　70.6
12. SNA	80.5	3.5	78.0　78.6
13. SNB	76.2	1.7	75.8　75.9
14. U-1 to FH plane	110.6	4.8	109.4　111.0
15. U-1 to SN plane	103.6	1.6	98.7　98.8
16. Gonial angle	128.3	3.7	121.9　120.3
17. Ramus inclination (SN)	91.1	4.6	90.5　92.4
18. Ramus inclination (FH)	84.2	4.0	79.8　80.2

(Standard by Iizuka)

—— 11Y1M
—— 13Y1M

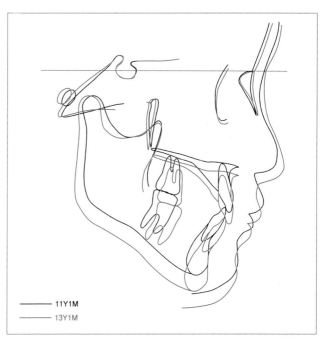

—— 11Y1M
—— 13Y1M

图 9　初诊及Ⅰ期治疗结束时头颅定位侧位片的重叠描记图

（名和弘幸，福田　理）

177

前牙倾斜移动及促进上颌生长发育扩大上颌牙弓改善前牙反𬌗

关键词	唐氏综合征　骨性下颌前突　下颌功能性偏斜　前牙反𬌗　上颌牙弓狭窄

临床特点	本病例患儿精神迟滞、有房室间隔缺损及动脉导管未闭手术史、上颌牙列明显萌出间隙不足、下颌功能性偏移等。治疗时应同时采用 Tell-Show-Do 法，首先佩戴活动矫治器，患儿适应后，再佩戴固定矫治器。采取拔牙方式获取间隙时，需外科医生会诊并遵从其意见。

● 病例概要及诊断

患者　8 岁 7 个月，男童。

主诉　反𬌗。

一般情况　在当地医院被诊断为唐氏综合征，定期复查。由于房室间隔缺损和动脉导管未闭，出生 10 个月时曾接受手术，并伴有轻度精神迟钝，但可以进行治疗所需的交流

颜面检查　正面观：下颌左侧偏斜。侧面观：下唇外翻、前突，直面型。全身特征：肌张力低下伴张口（口唇闭合不全）（图 1）。

口内检查　|6 未萌出，左侧磨牙关系未知，右侧为安氏 Ⅰ 类。E| 低位乳磨牙，左侧乳磨牙末端平面关系不明。右侧乳磨牙末端平面关系为近中型。前牙覆盖 –2.5mm，覆𬌗 + 1.0 mm，2| 舌侧移位，|6 近中倾斜，C1|1CE 与 C1|12C6 呈反𬌗，闭口时可见 1|1、1|1 切缘早接触，下颌功能性前伸位，下前牙中线偏左 3.0mm（图 2）。

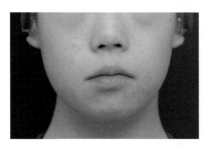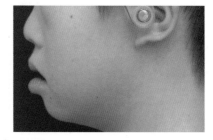

图 1　初诊时面像

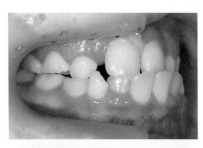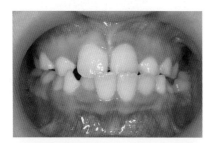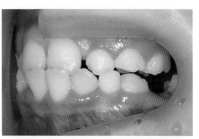
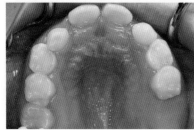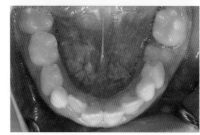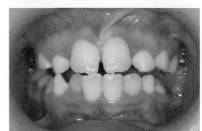
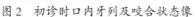

图 2　初诊时口内牙列及咬合状态像

178

模型分析　已萌出恒牙的牙冠宽度：$\overline{1}$ 大于平均值加 2 个标准差；$\overline{2}$ 大于平均值加 1 个标准差。虽然图中未显示，但参照大坪齿表，上颌牙弓宽度较同龄人偏窄。

间隙分析：用小野回归方程计算牙列拥挤度，上颌 11.7mm 拥挤，下颌拥挤度不足 1.0mm（图 3）。

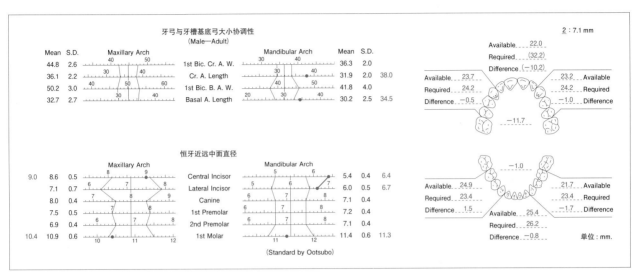

图 3　初诊时模型分析

全口牙位曲面体层片　发现 $\overline{8|}$ 牙胚形成，$\overline{E}$、$\overline{6}$ 萌出障碍，其他未发现短根、牙齿数目等异常（图 4）。

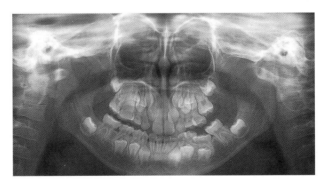

图 4　初诊时全口曲面断层片

头颅定位 X 线片　骨性指标：SNA=81.6°，SNP=78.9，在标准范围内；SNB=79.9 大于平均值加 1 个标准差；ANB=+1.7°；下颌平面角小于平均值减 1 个标准差；下颌角小于平均值减 3 个标准差，呈低角。牙性指标：U-1-SN 大于平均值加 1 个标准差，上颌前牙唇倾；而 L-1-MP 在标准范围内（图 9）。

诊断　唐氏综合征伴精神迟钝，下颌骨性前突伴下颌功能性偏斜（右侧安氏 I 类）。

● 治疗方案和过程

治疗方案和方法　为了预防牙龈炎及牙周炎,治疗前首先进行充分的刷牙说明,在进行了充分的口腔清洁后,确定了改善下颌功能性前方偏斜、反覆盖及上颌牙弓狭窄的治疗方案。治疗方法:上颌佩戴腭弓式矫治器唇侧倾斜移动上颌前牙,下颌佩戴𬌗垫式矫治器舌侧内收切牙,与上颌前牙唇侧倾斜同时进行。反𬌗改善后,为改善上颌狭窄牙弓,使用快速扩弓矫治器扩展上颌牙弓宽度。另外,为改善 6| 近中倾斜,采用舌弓式矫治器使 6| 向远中移动,佩戴上颌前方牵引器促进上颌骨生长发育。恒牙替换完成后再进行诊断,视情况采用固定矫治器排齐整平牙列。

治疗过程和结果　治疗前首先进行刷牙说明,之后刷牙,确认口腔卫生状态良好后,上颌佩戴腭弓式矫治器,下颌佩戴𬌗垫式矫治器,使上前牙唇侧倾斜,下前牙舌侧内收(图5)。为确认患儿是否能够很好地配合使用矫治器,首先佩戴活动式的𬌗垫式矫治器。5个月后,覆𬌗关系改善,下颌偏𬌗解除,可达到正中咬合位,结束𬌗垫式矫治器的使用。上颌佩戴快速扩弓矫治器改善上颌牙弓狭窄(图6),上颌牙弓扩大后,上下颌同时更换为腭弓式及舌弓式矫治器,开始进行上颌骨前方牵引及 6| 远中移动(图7)。上颌骨前方牵引1年6个月后,结束前方牵引。上颌牙列间隙明显不足需要拔牙,因此主治医生对患儿检查并知情同意后,术前使用抗生素并拔除 4|,获取萌出间隙。目前等待 3| 及双侧第二磨牙萌出(图8~图10)。后期随诊,恒牙完全萌出后确定矫治方案,拔除 4| 获得间隙后,并采用固定矫治器排齐整平牙列。

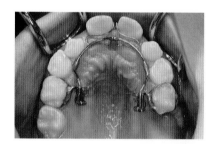 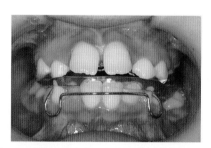 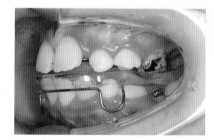

图 5　佩戴腭弓式矫治器(上颌)及𬌗垫式矫治器(下颌)

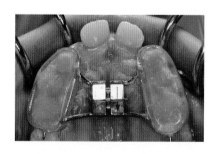 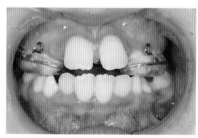 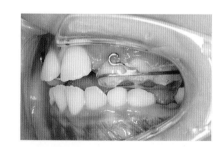

图 6　佩戴快速扩弓矫治器

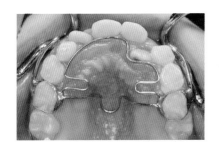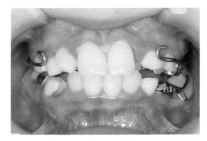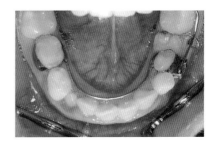

图 7　远中移动 ⌐6 开始时

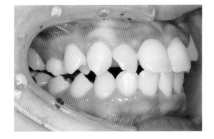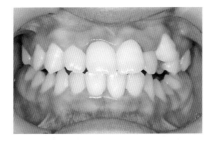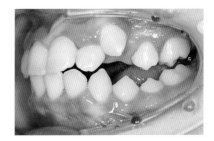

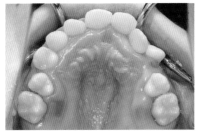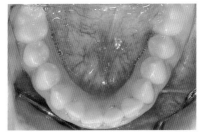

图 8　Ⅰ期治疗结束时

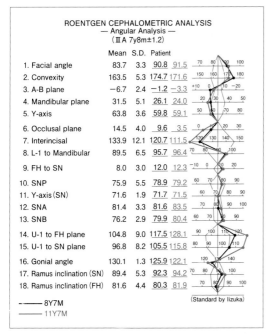

ROENTGEN CEPHALOMETRIC ANALYSIS
— Angular Analysis —
(ⅢA 7y8m±1.2)

	Mean	S.D.	Patient	
1. Facial angle	83.7	3.3	90.8	91.5
2. Convexity	163.5	5.3	174.7	171.6
3. A-B plane	−6.7	2.4	−1.2	−3.3
4. Mandibular plane	31.5	5.1	26.1	24.0
5. Y-axis	63.8	3.6	59.8	59.1
6. Occlusal plane	14.5	4.0	9.6	3.5
7. Interincisal	133.9	12.1	120.7	111.5
8. L-1 to Mandibular	89.5	6.5	95.7	96.4
9. FH to SN	8.0	3.0	12.0	12.3
10. SNP	75.9	5.5	78.9	79.2
11. Y-axis (SN)	71.6	1.9	71.7	71.5
12. SNA	81.4	3.3	81.6	83.5
13. SNB	76.2	2.9	79.9	80.4
14. U-1 to FH plane	104.8	9.0	117.5	128.1
15. U-1 to SN plane	96.8	8.2	105.5	115.8
16. Gonial angle	130.1	1.3	125.9	122.1
17. Ramus inclination (SN)	89.4	5.3	92.3	94.2
18. Ramus inclination (FH)	81.6	4.4	80.3	81.9

- - - 8Y7M
——— 11Y7M

(Standard by Iizuka)

图 9　初诊及Ⅰ期治疗结束时的头影测量分析

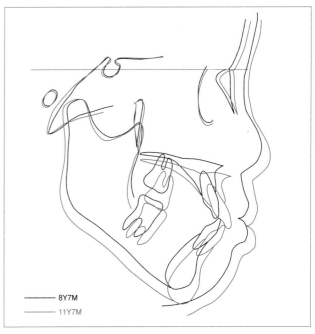

—— 8Y7M
—— 11Y7M

图 10　初诊及Ⅰ期治疗结束时头颅定位侧位片的重叠描记图

（名和弘幸，福田　理）

促进上颌生长发育改善下颌前突

关键词 孤独症 骨性下颌前突

临床特点 患儿虽然语言理解能力及精神状况良好，但由于缺乏言语，表情淡漠因而沟通困难。通过 Tell-Show-Do 行为诱导法反复说明治疗内容，矫治器的使用情况与健康儿相同，可顺利开展治疗。

● 病例概要及诊断

患者 6 岁零 6 个月，男童。

主诉 下颌前突。

一般情况 当地医院诊断为孤独症，定期检查。说话少，表情淡漠，语言理解力没有问题，精神状态良好，可通过语言沟通治疗细节。

颜面检查 正面观：面部左右基本对称。侧面观：下唇外翻、突出感和面中部凹陷（图 1）。

口腔检查 6|6 未萌，因此磨牙关系未知。乳磨牙末端平面关系：左侧垂直型，右侧近中型。覆𬌗、覆盖关系因 1|1 未萌出而不明。B|BC、C21|12C 呈反𬌗。上唇系带低位附着。2|2 稍向近中向倾斜。

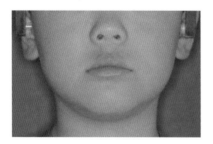
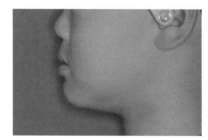

图 1 初诊时面像

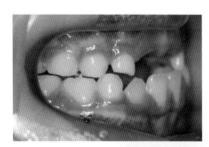
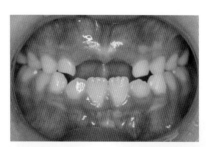
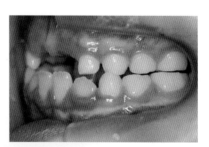

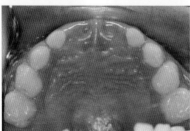
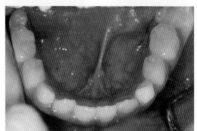

图 2 初诊时内牙列及咬合像

模型分析　已萌出恒牙的牙冠宽度：$\overline{1}$ 大于平均值加 1 个标准差。另外，上下颌牙弓宽度均大于平均值加 1 个标准差，下颌牙弓宽度明显大于上颌。

间隙分析：用小野回归方程计算牙列拥挤度，下颌剩余 5.3mm 间隙（图 3）。

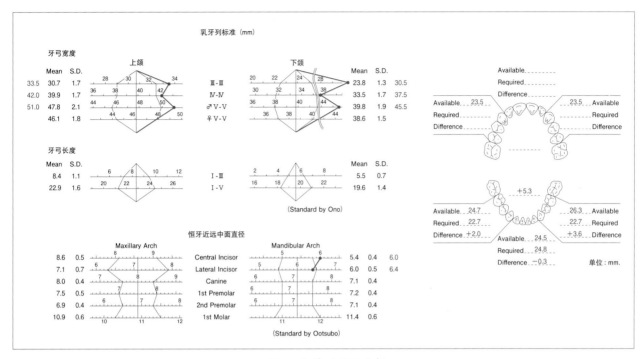

图 3　初诊时模型分析

全口牙位曲面体层片　恒牙牙齿数目未见异常。$\underline{8|8}$、$\overline{8|8}$ 牙胚未见（图 4）。

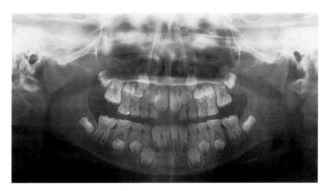

图 4　初诊时全口牙位曲面体层片

头颅定位 X 线片　骨性指标：SNA=76.5°，小于平均值减 1 个标准差；SNB=78.8°，SNP=79.1°，大于平均值加 1 个标准差；ANB=-2.3°；下颌平面角、下颌角小于平均值减 1 个标准差，呈低角。牙性指标：由于 $\underline{1|1}$ 未萌出，上颌前牙牙长轴不明，L-1 -MP 大于平均值加 1 个标准差，下颌前牙唇倾。

诊断　孤独症伴精神迟钝，骨性下颌前突病例（乳磨牙末端平面关系左侧垂直型，右侧近中型）。

治疗方案和过程

治疗方案和方法 以改善骨性下颌前突为治疗方针，为促进上颌向前生长发育采用上颌前方牵引器。待恒牙替换完成后再进行诊断，并采用固定矫治器排齐整平牙列。

治疗过程和结果 上颌口内佩戴腭弓矫治器与腭连接杆一体装置，开始进行上颌前方牵引。为防止口腔内装置因牵引力作用与上腭不贴合，将钢丝用树脂粘接在 C|C 舌侧（图5）。6个月后，1|1 完全萌出，覆𬌗、覆盖约为 +1.0mm（图6）。为进一步改善骨性不调，继续使用上颌前方牵引器。佩戴2年后，上颌牙列轻度拥挤，双侧磨牙关系Ⅰ类，在尖牙及前磨牙关系基本到达为Ⅰ类时，观察口腔变化情况（图7~图9）。患儿为缺乏言语、表情淡漠、不易交流的孤独症患者，在努力反复说明治疗内容后，治疗得以顺利进行。今后，为避免上下颌的前后位置关系恶化，嘱患者按时随诊。待恒牙替换完成后再进行诊断，并采用固定矫治器排齐牙列。

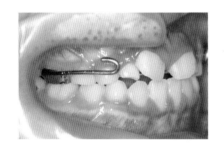 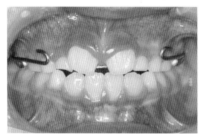 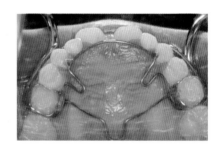

图5 佩戴上颌前方牵引器时

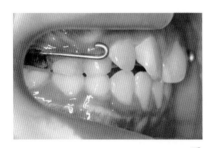 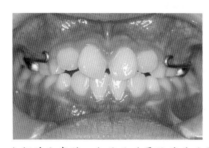 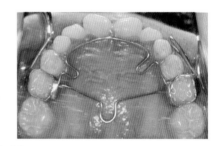

图6 上颌前方牵引6个月后（覆𬌗关系改善时）

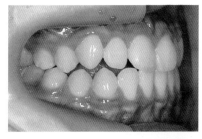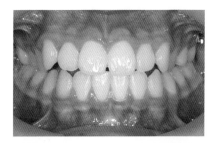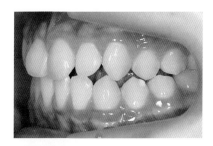

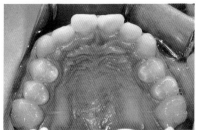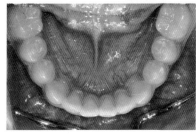

图 7　Ⅰ期治疗结束时

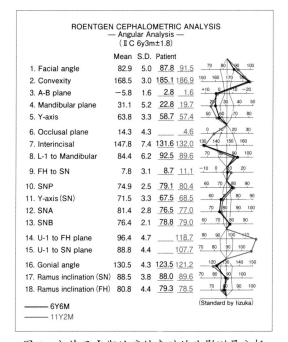

ROENTGEN CEPHALOMETRIC ANALYSIS — Angular Analysis — (Ⅱ C 6y3m±1.8)				
	Mean	S.D.	Patient	
1. Facial angle	82.9	5.0	87.8	91.5
2. Convexity	168.5	3.0	185.1	186.9
3. A-B plane	−5.8	1.6	2.8	1.6
4. Mandibular plane	31.1	5.2	22.8	19.7
5. Y-axis	63.8	3.3	58.7	57.4
6. Occlusal plane	14.3	4.3		4.6
7. Interincisal	147.8	7.4	131.6	132.0
8. L-1 to Mandibular	84.4	6.2	92.5	89.6
9. FH to SN	7.8	3.1	8.7	11.1
10. SNP	74.9	2.5	79.1	80.4
11. Y-axis（SN）	71.5	3.3	67.5	68.5
12. SNA	81.4	2.8	76.5	77.0
13. SNB	76.4	2.1	78.8	79.0
14. U-1 to FH plane	96.4	4.7		118.7
15. U-1 to SN plane	88.8	4.4		107.7
16. Gonial angle	130.5	4.3	123.5	121.2
17. Ramus inclination (SN)	88.5	3.8	88.0	89.6
18. Ramus inclination (FH)	80.8	4.4	79.3	78.5

—— 6Y6M
—— 11Y2M

(Standard by Iizuka)

图 8　初诊及Ⅰ期治疗结束时的头影测量分析

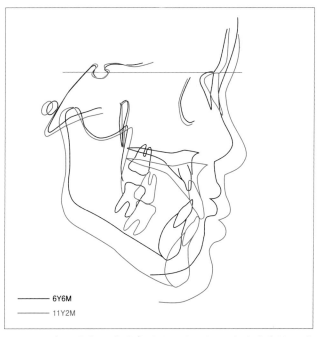

—— 6Y6M
—— 11Y2M

图 9　初诊及Ⅰ期治疗结束时头颅定位侧位片的重叠描记图

（名和弘幸，福田　理）

185

前牙倾斜移动及促进上颌生长发育改善前牙反𬌗

关键词 孤独症　下颌功能性前方偏移　骨性下颌前突　前牙反𬌗

临床症状　伴精神发育迟缓的孤独症患儿，易接受表面化和模式化事物。治疗时，应一边给患儿看矫治器图片一边取模，且必须在进行处置前预先告知，患儿才可能会接受。为顺利进行前方牵引治疗，事先拿着头帽牵引器给患儿详细说明治疗内容，但患儿无法接受头帽装置外观而拒绝使用，嘱其随诊观察。

● 病例概要及诊断

患者　9岁3个月，男童。

主诉　反𬌗。

一般情况　当地医院诊断为伴精神发育迟缓自闭症，在当地口腔科接受适应性牙科治疗的训练。通过 Tell-Show-Do 法可进行基本的交流。

颜面检查　正面观：面部左右对称性良好，侧面观：面中部凹陷，口唇突出明显（图1）。

口腔检查　磨牙关系双侧均为安氏Ⅰ类，乳磨牙末端平面关系双侧均为近中型，覆盖 –3.0mm，覆𬌗 +3.0mm。$\overline{1|1}$、$\overline{21|12}$ 呈反𬌗。闭口时，$\underline{1|1}$、$\overline{1|1}$ 切缘早接触，下颌功能性前伸偏斜时可形成牙尖交错咬合关系（图2）。

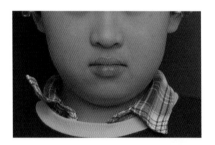
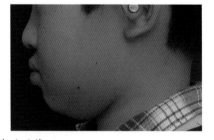

图 1　初诊时面像

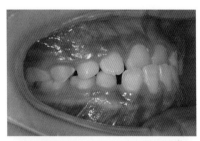
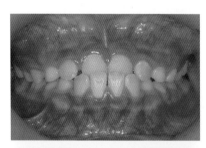
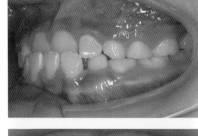
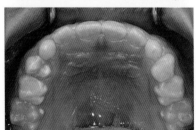
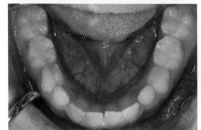
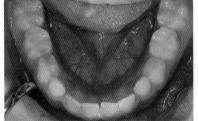
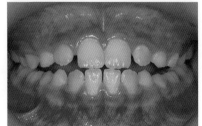

图 2　初诊时口内牙列及咬合像

模型分析　已萌出恒牙的牙冠宽度：$\underline{16}$、$\overline{6}$ 小于平均值减 1 个标准差。下颌牙弓长度、下颌牙槽基底弓长度：在 $\overline{6|6}$ 未完全萌出的情况下大于平均值加 2 个标准差。

　　间隙分析：用小野回归方程计算牙列拥挤度，上颌剩余 2.9mm 间隙，下颌剩余 6.9 mm间隙（图 3）。

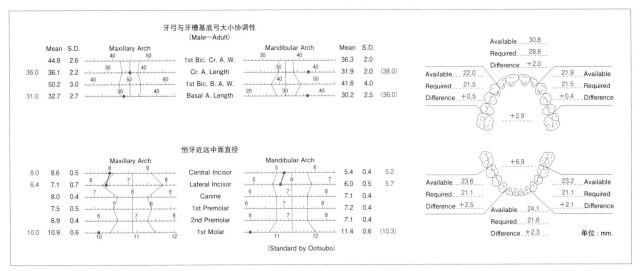

图 3　初诊时模型分析

全口牙位曲面体层片　$\underline{8}$ 牙胚存，未见牙齿数目异常（图 4）。

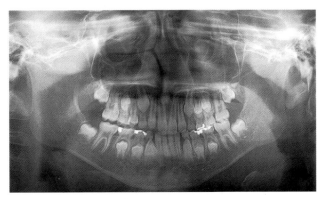

图 4　初诊时全口牙位曲面体层片

头颅定位 X 线片　骨性指标：SNA=80.6°，在标准范围内；SNB=82.2°，大于平均值加 2个标准差。SNP=81.3°，大于平均值加 1 个标准差；ANB=−1.6°，下颌前突倾向；下颌平面角小于平均值减 3 个标准差，低角型。牙性指标：U−1−SN 大于平均值加 1 个标准差，上颌前牙唇倾；L−1−MP 在标准范围内，但下颌角明显偏小，下颌前牙舌倾（图 8）。

诊断　孤独症伴精神迟滞，骨性下颌前突伴有下颌功能性偏斜病例（安氏 I 类）。

● 治疗方案和过程

治疗方案和方法　以改善下颌功能性前方偏移、反𬌗和骨性下颌前突为治疗目标。上颌佩戴腭弓式矫治器唇展上前牙，下颌佩戴带唇弓的𬌗垫式矫治器内收下前牙。反𬌗改善后，为促进上颌生长发育佩戴前方牵引器。待恒牙列时再做检查和诊断，采用固定矫治技术排齐整平牙列。

治疗过程和结果　上颌佩戴腭弓式矫治器，下颌佩戴带唇弓的𬌗垫式矫治器，唇展上颌前牙和内收下颌前牙（图5）。6个月后，覆盖增加1mm，下颌前方偏移消失，牙尖交错𬌗建立，下颌停止佩戴矫治器，上前牙进入保持阶段（图6）。之后5个月，恒牙萌出顺利，上下颌前牙状态稳定，去除腭弓式矫治器（图7、图8）。开始佩戴上颌前方牵引器改善骨性前突，为了避免出现因无法接受佩戴前方牵引器后外观而拒绝治疗或是不接受说服而恐慌、发脾气等妨碍治疗进行的情况，治疗前需要向患儿及监护人详细说明头帽式前方牵引器的治疗内容，同时为了尖牙、前磨牙也达到Ⅰ类咬合关系，若目前咬合关系出现恶化状况时可能需再次开始治疗，需详细观察咬合变化情况，待恒牙列建𬌗后再次诊断，必要时采用固定矫治器排齐整平牙列。

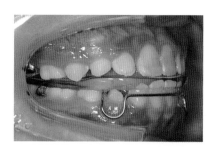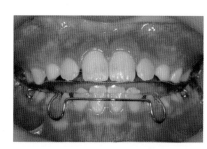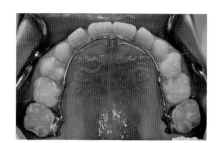

图5　上颌佩戴腭弓式矫治器，下颌佩戴𬌗垫式活动矫治器

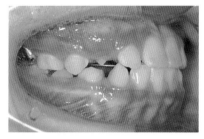
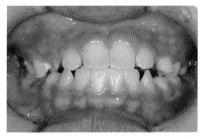
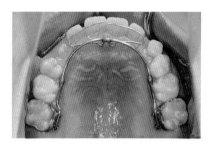

图 6　拆除殆垫式活动矫治器（覆殆关系改善）

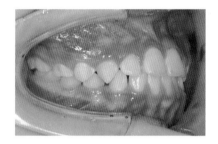
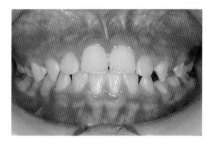
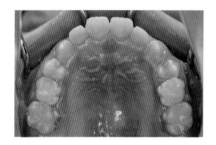

图 7　Ⅰ期治疗结束时

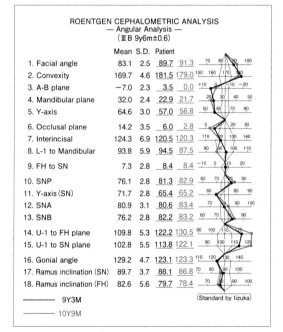

ROENTGEN CEPHALOMETRIC ANALYSIS — Angular Analysis — (ⅢB 9y6m±0.6)			
	Mean	S.D.	Patient
1. Facial angle	83.1	2.5	89.7　91.3
2. Convexity	169.7	4.6	181.5　179.0
3. A-B plane	−7.0	2.3	3.5　0.0
4. Mandibular plane	32.0	2.4	22.9　21.7
5. Y-axis	64.6	3.0	57.0　56.8
6. Occlusal plane	14.2	3.5	6.0　2.8
7. Interincisal	124.3	6.9	120.5　120.3
8. L-1 to Mandibular	93.8	5.9	94.5　87.5
9. FH to SN	7.3	2.8	8.4　8.4
10. SNP	76.1	2.8	81.3　82.9
11. Y-axis (SN)	71.7	2.8	65.4　65.2
12. SNA	80.9	3.1	80.6　83.4
13. SNB	76.2	2.8	82.2　83.2
14. U-1 to FH plane	109.8	5.3	122.2　130.5
15. U-1 to SN plane	102.8	5.5	113.8　122.1
16. Gonial angle	129.2	4.7	123.1　123.3
17. Ramus inclination (SN)	89.7	3.7	88.1　86.8
18. Ramus inclination (FH)	82.6	5.6	79.7　78.4

——— 9Y3M
——— 10Y9M

(Standard by Iizuka)

图 8　初诊及Ⅰ期治疗结束时的头影测量分析

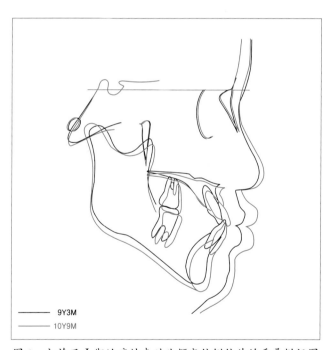

——— 9Y3M
——— 10Y9M

图 9　初诊及Ⅰ期治疗结束时头颅定位侧位片的重叠描记图

（名和弘幸，福田　理）

189

促进上颌生长发育改善唇腭裂患者前牙反𬌗

关键词　唇腭裂　骨性下颌前突　前牙反𬌗

临床特点　唇腭裂是日本人中发病率较高的先天发育畸形疾病之一，其特点为面中发育不足，腭裂术后瘢痕造成牙列前方、侧方狭窄，伴唇裂的患儿还可能出现中切牙、侧切牙拥挤和反𬌗等。以患者为中心考虑医疗处理应包括促进上颌发育、正颌外科矫治、腭裂部位骨移植和上颌扩弓等。若是多因素遗传还可能伴发先天异常发育综合征、腭裂伴面裂及早期愈合并发症等，因此需要慎重考虑骨移植和上颌前方牵引的有效性。

● 病例概要及诊断

患者　5岁1个月，男童。

主诉　右侧唇腭裂，反𬌗。

一般情况　身高体重在正常范围内，健康状态良好。右侧唇腭裂，4个月时行唇裂修补手术，1岁6个月行腭裂修补手术，曾因分泌性中耳炎有切开鼓膜行插管病史。

颜面检查　正面观：面部轻度不对称。侧面观：上颌轻度发育不足（图1）。

口腔检查　乳磨牙末端平面关系双侧均为近中型，覆盖 –1.5 mm，覆𬌗 +2.0mm， 前牙反𬌗。1|扭转且远中有多生牙，下颌为间隙牙列，上颌中线相对于颜面中线偏左1.5 mm（图2）。

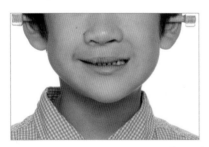
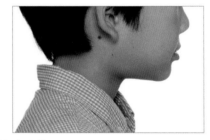

图1　初诊时面像

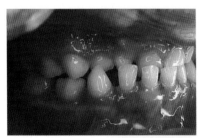
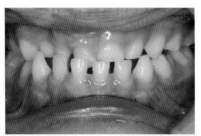
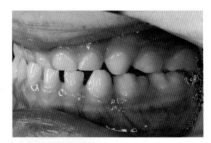
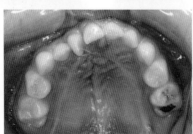
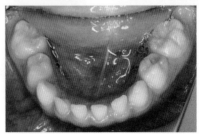

图2　初诊时口内像

模型分析　牙弓宽度：上颌 E–E 间大于平均值加 1 个标准差；下颌 D–D 间小于平均值减 2 个标准差；E–E 间宽度小于平均值减 1 个标准差，预测患儿恒牙萌出所需间隙不足。上颌牙弓长度小于平均值减 1 个标准差；下颌牙弓长度大于平均值加 2 个标准差（图 3）。

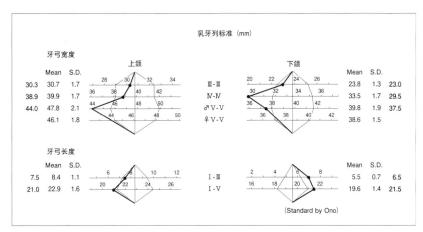

图 3　初诊时模型分析

全口牙位曲面体层片　上下颌恒牙未见先天缺失，1| 明显扭转，2| 和多生牙之间存在腭裂（图 4）。

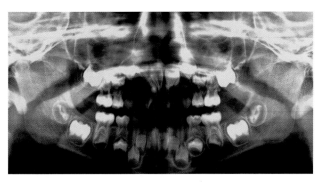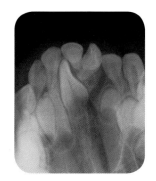

图 4　初诊时全口牙位曲面体层片

头颅定位 X 线片　骨性指标：SNA=83.9°，SNB=78.1°，在标准范围内；ANB=5.80°（由于 1|1 未萌出，在画图时 A 点偏大）。牙性指标：U–1（A）–FH 小于平均值减 2 个标准差，上颌乳前牙向舌侧倾斜，L–1（A）–MP 在标准范围内（图 8）。

诊断　右侧唇腭裂，上颌前侧方牙弓狭窄伴腭裂，上颌轻度发育不足造成下颌骨性前突病例（乳磨牙末端平面关系为近中型）。

● 治疗方案和过程

治疗方案和方法　由于 1| 在牙槽骨内旋转，位于上颌最前方的 A 点在标记时可能偏大，因此治疗方针为促进上颌向前生长发育。作为治疗前处置，首先对腭裂部位进行骨移植改善牙槽骨的连续性，同时促进上颌骨生长发育，改变 1| 扭转，排齐整平上颌前牙是 I 期治疗目标。

治疗过程和结果　5 岁 11 个月时，1| 接近萌出，为改善 1| 扭转行腭裂部骨移植。6 岁 6 个月时，骨移植效果良好，上颌佩戴腭弓矫治器，并采用头帽式上颌前方牵引器（图 5）。牵引力单侧 200g 左右，嘱每天包括睡觉时间至少佩戴 14h。1 年 3 个月后，A| 替换，1| 远中面向唇侧扭转，因此采用上颌活动矫治器配合唇弓及舌簧纠正扭转（图 6）。11 个月后，1| 扭转及上颌后缩改善（图 7）。比较初诊和 I 期治疗结束时的头影测量结果，上颌向前下方发育，下颌向前下方发育，中切牙唇倾（图 8、图 9）。在促进上颌生长发育的同时，上下颌生长发育趋向协调，覆殆关系稳定。

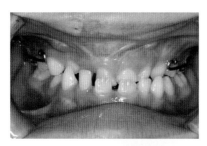
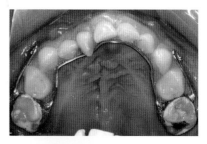
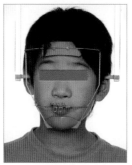
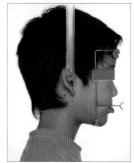

图 5　佩戴上颌前方牵引器

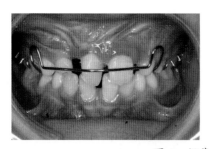
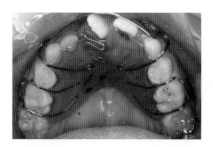

图 6　佩戴活动矫治器

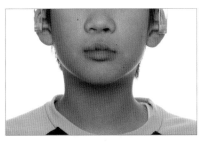
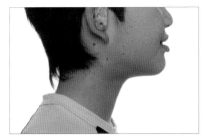
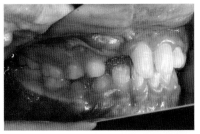
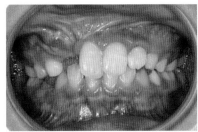
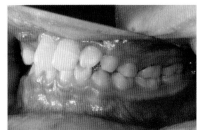
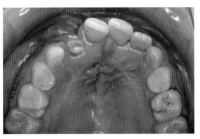
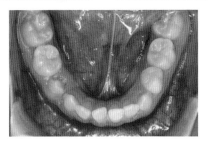

图 7　Ⅰ期治疗结束时

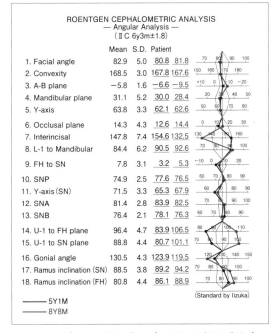

ROENTGEN CEPHALOMETRIC ANALYSIS
— Angular Analysis —
（Ⅱ C 6y3m±1.8）

	Mean	S.D.	Patient	
1. Facial angle	82.9	5.0	80.8	81.8
2. Convexity	168.5	3.0	167.8	167.6
3. A-B plane	−5.8	1.6	−6.6	−9.5
4. Mandibular plane	31.1	5.2	30.0	28.4
5. Y-axis	63.8	3.3	62.1	62.6
6. Occlusal plane	14.3	4.3	12.6	14.4
7. Interincisal	147.8	7.4	154.6	132.5
8. L-1 to Mandibular	84.4	6.2	90.5	92.6
9. FH to SN	7.8	3.1	3.2	5.3
10. SNP	74.9	2.5	77.6	76.5
11. Y-axis（SN）	71.5	3.3	65.3	67.9
12. SNA	81.4	2.8	83.9	82.5
13. SNB	76.4	2.1	78.1	76.3
14. U-1 to FH plane	96.4	4.7	83.9	106.5
15. U-1 to SN plane	88.8	4.4	80.7	101.1
16. Gonial angle	130.5	4.3	123.9	119.5
17. Ramus inclination (SN)	88.5	3.8	89.2	94.2
18. Ramus inclination (FH)	80.8	4.4	86.1	88.9

——— 5Y1M
——— 8Y8M

（Standard by Iizuka）

图 8　初诊及Ⅰ期治疗结束时的头影测量分析

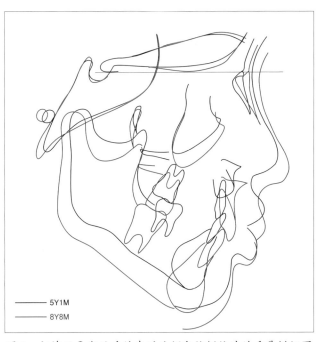

——— 5Y1M
——— 8Y8M

图 9　初诊及Ⅰ期治疗结束时头颅定位侧位片的重叠描记图

（倉林仁美，槇　宏太郎）

参考文献

第 1 章

[1] 飯塚哲夫ほか，編．歯科矯正学．東京：クインテッセンス出版，1989.

[2] Proffit W R,著，高田健治訳，作田　守監修．プロフィトの現代歯科矯正学．東京：クインテッセンス出版，1989.

[3] McNamara J A, Brudon W L,著．宮島邦彰訳，黒田敬之監訳．混合歯列期の矯正治療．東京：東京臨床出版，1997.

[4] 川本達雄ほか．新しい歯科矯正学．京都：永末書店，2000.

[5] 葛西一貴ほか，編．歯科矯正学．4版．東京：医歯薬出版，2001.

第 2 章

[1] 飯塚哲夫ほか，編．歯科矯正学．クインテッセンス出版，1989.

[2] Proffit W R,著．高田健治訳，作田　守監修．プロフィトの現代歯科矯正学．東京：クインテッセンス出版，1989.

[3] McNamara J A, Brudon W L,著．宮島邦彰訳，黒田敬之監訳．混合歯列期の矯正治療．東京：東京臨床出版，1997.

[4] 川本達雄ほか．新しい歯科矯正学．京都：永末書店，2000.

[5] 葛西一貴ほか，編．歯科矯正学．4版．東京：医歯薬出版，2001.

[6] 飯塚哲夫ほか，編．歯科矯正学．3版．東京：医歯薬出版，1991.

[7] 亀田　晃，編．歯科矯正学事典．クインテッセンス出版，1996.

[8] Powell N，Humphreus B,著．木下善之介監訳．顔面のバランスと審美．東京：医歯薬出版，1993.

[9] Baum S J. Introduction J.Ear,Nose&throat,1982,61:426-428.

[10] Legan H L.Soft tissue cephalometric analysis for orthognathic surgery .J Oral Surg,1978,38:744-751.

[11] Riedel R A .An analysis of dentofacial relationships. Am J Orthod, 1957,43:103-119.

[12] Merrifield L L.The profile as an aid in critically evaluating facial esthetics.Am J Orthod,1966,52:804-826.

[13] Ricketts R H.Planning treatment on the basis of the facial pattern and an estimate of its growth. Angle Orthod, 1957, 27:14-37.

[14] Ricketts R H. Cephalometric analysis and synthesis. Angle Orthod, 1961,31:141-156.

[15] Ricketts R H. Devine proporton in facial esthetics. Clin.Plast Surg, 1982,9（4）:401-442.

[16] McNamara Jr J A, Brudon W L. Orthodontic and Orthopedic treatment in the mixed dentition. MI:Needham Press, 1993.

[17] Scheideman G B, Bell W H, et al. Cephalometric analysis of dentofacial normals. Am J Orthod, 1980,78:404-420.

[18] Downs W B.Variations in facial relationships；Their significance in treatment and prognosis. Am J Orthod. & Oral Surg, 1948, 34:812-840.

[19] Tweed C H. The Frankfort-Mandibular Inicior Angle（FMIA）in orthodontic diagnosis, treatment planning and prognosis. Angle Orthod, 1954, 24:121-169.

[20] 飯塚哲夫ほか．頭部 X 線規格写真による計測点の設定について．日矯歯誌，1957,16（2）：66-75.

[21] 福原達郎ほか．歯科矯正マニュアル.3版．東京：南山堂，1996.

[22] 愛知学院大学歯学部歯科矯正学講座：矯正学臨床実習ノート, 2001.

[23] 大坪淳造ほか. 模型分析のための歯列弓および Basal arch の長径の計測器について. 日矯歯誌, 1960, 19(2)：159.

[24] 大坪淳造ほか. 日本人成人正常咬合者の歯冠幅径と歯列弓及び Basal Arch の関係について. 日矯歯誌, 1987, 16(1)：170.

[25] 大坪淳造ほか. 歯列弓の累年的成長変形に関する研究 ─6 才から 13 才までの歯列弓の平均成長変化について ─. 日矯歯誌, 1964, 23(2)：182.

[26] 飯沼光生ほか. 不適切なブラッシングによって生じたと考えられる幼児の歯肉退縮の 2 例. 小児歯誌, 2000, 38(1)：31-236.

[27] 納村晋吉ほか. 正中離開の研究. 日大口腔科学, 1980, 6(4)：331-334.

[28] Scammon R E.The measurement of the body on children. In the Measurement of Man（Harris, J.A. et al. eds）, University of Minnesota Press, Minneapolis, 1930.

[29] Duckworth T G. The effect of adenoids on the dental arches. Int J Orthod, 1915, 1：247-250.

[30] Glossary of prosthodontic terms. 5th.J Prosthet Dent,1987,58：713-762.

[31] 日本補綴歯科学会用語検討委員会報告. 補綴誌, 1989, 33(5)：255-260.

[32] Posselt U, 著. 沖野節三ほか訳. 咬合の生理とリハビリテーション. 東京：医歯薬出版, 1971.

[33] 山下 敦ほか. 下顎運動計測装置 MKG-K6 I システム. 補綴臨床, 1990, 23（5）：517-527.

[34] 常盤 肇, 桑原洋助. 顎機能の臨床的診査 ─ナソヘキサグラフを用いて ─. 補綴誌, 1998, 42（6）：902.

[35] Thompson J R.The rest position of the mandible and its application to analysis correction of malocclusion. Angle Orthod, 1949, 19：162-189.

[36] 千田まどかほか. 外傷性咬合を伴う成人反対咬合症例の矯正治療. 岩医歯誌, 1999, 24（2）.99-105.

[37] Krogh-Poulsen W G. Management of the occlusion of the teeth.In Schwartz and Chayes；Facial pain and mandibular dysfunction. Philadelphia, London, Toronto:WB Saunders, 1968.

[38] 長谷川成男, 坂東永一監修：臨床咬合学事典. 東京：医歯薬出版, 1997.

第 3 章

■ 吸指癖の防止，上顎歯列の側方拡大により交叉咬合の改善を行った症例

■ 上顎歯列の拡大により交叉咬合の改善を行った症例

[1] 居波 徹. 第 45 回日本小児歯科学会ワークショップ 3「小児歯科臨床における反対咬合の早期治療」の総括, 小児歯科臨床, 2008, 13(7)：7.

[2] 今村基尊. 乳歯列側方歯群交叉咬合の早期治療. 第 1 報. 歯・歯列弓および咬合関係からの検討. 小児歯誌, 2009, 39(1)：135-145.

[3] 居波 徹. 乳歯列期における不正咬合への取り組み 反対咬合および交叉咬合の実例. 世代をつなぐ小児歯科 ─最新情報と子どもへの取り組み 45, クインテッセンス出版, 2009, 114-117.

[4] 居波 徹. 発達期における反対咬合の鑑別診断. 成育歯科医療研究会会誌, 2005, 7(1)：26-62.

[5] 渡辺 修. 乳歯反対咬合の形態的研究. 愛院歯誌, 1993, 31(3)：561-575.

[6] 佐橋喜志夫. 小児歯科なんていらない !? ─生活者の言葉から考える子供の歯医者 ─. 東京：東京臨床出版, 2006.

[7] 佐橋喜志夫. 幼児期からの咬合育成 ─見るから診るへ, そして看ること観続けること ─. 東京：東京臨床出版, 2006.

[8] 宮原 熙. 乳歯反対咬合の形態的研究 ─永久前歯萌出までの経年的研究 ─. 日矯歯誌, 1984, 43（1）：

1-15.

[9] Inami T.Critical factors infuluencing stability of class Ⅲ treatment in growing children. Aichi-Gakuin Dent.Sci, 2009, 22：11-17.

■ 上顎の成長発育促進により交叉咬合の改善を行った症例

[1] Proffit W R.Contemporary Orthodontics. Mosby, 1999.

[2] 後藤滋巳, 清水典佳, 槇　宏太郎, 森山啓司, 石川博之編著. 矯正歯科治療　この症例にこの装置. 東京：医歯薬出版, 2010.

[3] 後藤滋巳, 氷室利彦, 槇　宏太郎, 石川博之編著. チェアサイド・ラボサイドの矯正装置ビジュアルガイド 2. 東京：医歯薬出版, 2009.

■ 歯列の側方拡大と埋伏歯の牽引を行った症例

[1] Berger A.The principles and technique of Oral Sugery. New York, Dental Items of Interest Pulishing Co. 1930, Personal communication, 1948.

■ 低位の上顎中切歯の牽引を行った症例

[1] 後藤滋巳ほか編著. 混合歯列期の矯正治療. 東京：医歯薬出版, 2002.

[2] 相馬邦道ほか, 編. 歯科矯正学.5 版. 東京：医歯薬出版, 2008, 199-207.

■ 狭窄歯列の改善により上顎前歯部萌出余地不足の解消を行った症例

[1] 後藤滋巳ほか編著. 混合歯列期の矯正歯科治療. 東京：医歯薬出版, 2002:48-51, 65-69, 158-159.

[2] 山口秀晴. 知っててほしい歯科矯正治療の基本. 東京：わかば出版, 2007:162-164.

[3] 後藤滋巳, 清水典佳, 槇　宏太郎, 森山啓司, 石川博之編著. 矯正歯科治療 この症例にこの装置. 東京：医歯薬出版, 2010:192-203.

■ 大臼歯の遠心移動により上顎側方歯萌出余地不足の解消を行った症例

[1] 作田　守ほか. 大臼歯遠心移動のための 1 考案 ―Distal extension lingual arch について―. 日矯歯誌, 1974, 33：195-201.

[2] 三間雄司ほか. ディスタルエクステンションリンガルアーチを用いて非抜歯治療を行った 1 症例. 阪大歯学誌, 2003, 48(1)：12-17.

■ 口腔習癖の除去により開咬の改善を行った症例

[1] Barret R H, Hanson M L：Oral Myofunctional Disorders. St.Louis:C V Mosby, 1974.

[2] Hanson M L.Oral myofunctional therapy. Am J Orthod, 1978, 73(1)：59-6.

[3] Proffit W R.Lingual pressure patterns in the transition from tongue thrust to adult swallowing. Archives of Oral Biology, 1972, 17(3):555-563.

[4] Rogers A P.Exercises for the development of the muscles of the face, with a view to increasing their functional activity. Dent.Cosmos, 1918, 60:857.

[5] Rogers A P.Muscle training and its relation to orthodontia. Int J Orthod, 1918, 4:555.

[6] Straub W J.Malfunction of the tongue. Part I. Am J Orthod, 1960, 46:404; 1961, Part Ⅱ. 47:596; 1962, Part Ⅲ. 48:486.

[7] Straub W J.The etiology of the perverted swallowing habit. Am J Orthod, 37:603, 1951.

[8] 山口秀晴ほか, 監修. 口腔筋機能療法（MFT）の臨床. わかば出版, 1998.

[9] 不破祐司ほか.Bio-feedback の原理を応用した異常嚥下癖の改善に対する指導カリキュラムの一考案. 近東矯歯誌, 1986, 21:44-53.

[10] 早川進一ほか. 舌癖を伴う若年性開咬患者に対するアプローチ. 近東矯歯誌, 1989,24：81-86.

■ 上顎前歯部の捻転を改善した症

[1] 相馬邦道ほか , 編 . 歯科矯正学 .5 版 . 東京 : 医歯薬出版, 2008.

■ 大臼歯の遠心移動による萌出余地不足の解消と上顎の成長発育抑制，咬合挙上により上顎前突の改善を行った症例

[1] 後藤滋巳，氷室利彦，槇　宏太郎，石川博之 , 編著 : チェアサイド・ラボサイドの矯正装置ビジュアルガイド . 東京 : 医歯薬出版, 2006.

[2] 相馬邦道ほか , 編 . 歯科矯正学 .5 版 . 東京 : 医歯薬出版, 2008, 80.

■ 下顎の成長発育促進により上顎前突の改善を行った症例

[1] Andresen V, Haupl K.Funktion-Kieferor-thopadie. Berlin:Herman meusser, 1936.

[2] Moyers R E, Riolo M L. Differential diagnosis of Class Ⅱ malocclusions. Am J Orthod, 1980, 78：477-494.

[3] 西村壽晃ほか .Bionator と cervical head gear を用いて良好な結果を得た Angle Ⅱ級 1 類の一治験例.近東矯歯誌, 1996, 31（1）：52-60.

[4] 近藤高正ほか . 正中の偏位を伴った下顎遠心咬合に対するバイオネーターによる咬合誘導. 咬合誘導研究会会誌, 1998, 2：23-25.

■ 上顎歯列の側方拡大により交叉咬合の改善を行った症例

[1] 後藤滋巳，清水典佳，槇　宏太郎，森山啓司，石川博之編著 . 矯正歯科治療　この症例にこの装置.東京 : 医歯薬出版, 2010.

[2] 後藤滋巳，氷室利彦，槇　宏太郎，石川博之編著 . チェアサイド・ラボサイドの矯正装置ビジュアルガイド 2. 東京 : 医歯薬出版, 2009.

■ 上顎歯列の側方拡大と成長発育促進により反対咬合の改善を行った症例

[1] Proffit, W.R.Contemporary Orthodontics. Mosby, USA, 1999.

[2] 後藤滋巳，清水典佳，槇　宏太郎，森山啓司，石川博之 , 編著 . 矯正歯科治療　この症例にこの装置.東京 : 医歯薬出版, 2010.

[3] 後藤滋巳，氷室利彦，槇　宏太郎，森山啓司，石川博之 , 編著 . チェアサイド・ラボサイドの矯正装置ビジュアルガイド 2. 東京 : 医歯薬出版, 2009.

■ 上顎歯列の側方拡大と成長発育促進により反対咬合の改善を行った症例

[1] 相馬邦道ほか , 編 . 歯科矯正学 .5 版 . 東京 : 医歯薬出版, 2008.

[2] 後藤滋巳，氷室利彦，槇　宏太郎，石川博之 , 編著 . チェアサイド・ラボサイドの矯正装置ビジュアルガイド 2. 東京 : 医歯薬出版, 2009.

■ 上顎の成長発育促進と臼歯部の近心移動により先天性欠如を伴う反対咬合の改善を行った症例

[1] Tabuchi M, Fukuoka H, Miyazawa K, et al.Skeletal Class Ⅲ malocclusion with unilateral congenitally missing maxillary incisor treated by maxillary protractor and edgewise appliances. Angle Orthod, 2010, 80（2）：405-418.

[2] 蛭川幸史，岩田　亮，黒澤昌弘，近藤高正，後藤滋巳 . 永久歯の先天性欠如に関する統計的調査.日矯歯誌, 1999, 58（1）：49-56.

■ 埋伏歯の牽引を行った症例

[1] 川本達雄監修，太田義之，山本　学，著．埋伏歯の臨床 ─ その保存活用と抜歯．東京：医歯薬出版，1998.

[2] 相馬邦道ほか，編．歯科矯正学.5 版．東京：医歯薬出版，2008.

第 4 章

■ 前歯部の傾斜移動と上顎歯列の側方拡大，成長発育促進により反対咬合の改善を行った症例

[1] 日本障害者歯科学会，編．スペシャルニーズデンティストリー　障害者歯科．東京：医歯薬出版，2009.

[2] 森崎市治郎，緒方克也，向井美惠編著．障害者歯科ガイドブック．東京：医歯薬出版，1999.

■ 上顎の成長発育促進により下顎前突の改善を行った症例

■ 前歯部の傾斜移動と上顎の成長発育促進により反対咬合の改善を行った症例

[1] 篠田達明監修，若子理惠，土橋圭子編集．自閉症スペクトラムの医療・療育・教育．京都：金芳堂，2005.

[2] 日本障害者歯科学会，編．スペシャルニーズデンティストリー　障害者歯科．東京：医歯薬出版，2009.